中医骨伤特色流派丛书

魏氏伤科外用药精粹

李飞跃　胡劲松　编著

中国中医药出版社

·北　京·

图书在版编目（CIP）数据

魏氏伤科外用药精粹/李飞跃，胡劲松编著．—北京：中国中医药出版社，2015.5（2022.5 重印）
（中医骨伤特色流派丛书）
ISBN 978 - 7 - 5132 - 2457 - 4

Ⅰ. ①魏… Ⅱ. ①李… ②胡… Ⅲ. ①中医伤科学 - 药物
Ⅳ. ①R287.2

中国版本图书馆 CIP 数据核字（2015）第 070895 号

中 国 中 医 药 出 版 社 出 版
北京经济技术开发区科创十三街31号院二区8号楼
邮 政 编 码 100176
传 真 010-64405721
山 东 润 声 印 务 有 限 公 司 印 刷
各 地 新 华 书 店 经 销

*

开本 880×1230 1/32 印张 7.5 彩插 0.25 字数 181 千字
2015 年 5 月第 1 版 2022 年 5 月第 5 次印刷
书 号 ISBN 978 - 7 - 5132 - 2457 - 4

*

定价 28.00 元

网址 www.cptcm.com

如有印装质量问题请与本社出版部调换(010-64405510)

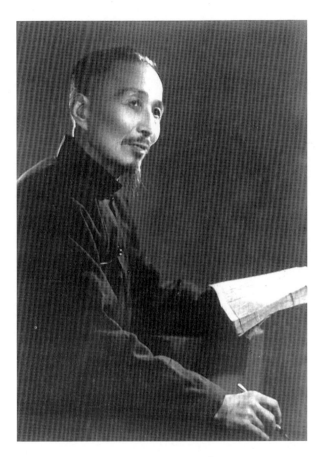

魏氏伤科创始人魏指薪先生

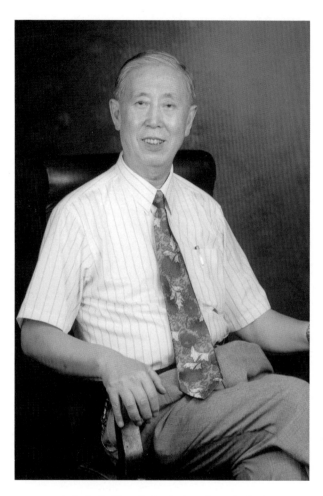

魏氏伤科第二代主要传人李国衡先生

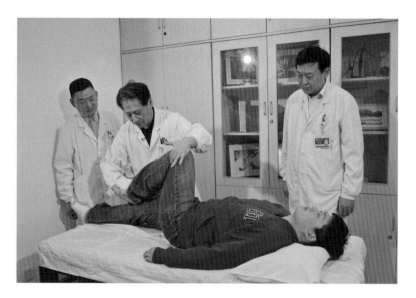

魏氏伤科第三代传人胡大佑（左）、施荣庭（中）和李飞跃（右）

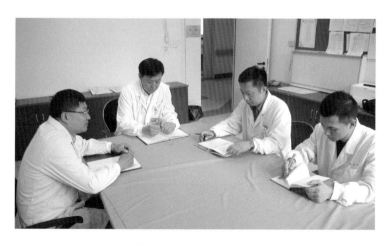

魏氏伤科第三代传人李飞跃（左二）在给魏氏伤科第四代传人
杜炯（左一）、奚小冰（右二）、胡劲松（右一）授课

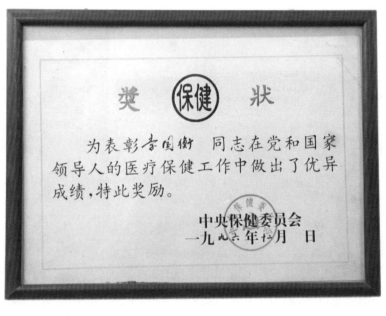

魏氏伤科第二代传人李国衡获中央保健委员会奖状

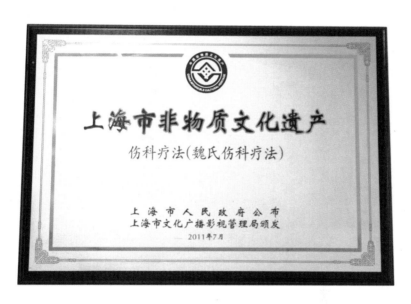

魏氏伤科被确定为上海市非物质文化遗产

内容提要

　　魏氏伤科的创始人魏指薪先生出生于中医世家，他于 1925 年到上海开设门诊，逐渐名声大噪。历经四代人的继承发展与创新，魏氏伤科成为了独具特色的一大骨伤流派。本书由魏氏伤科第三代传人李飞跃和第四代传人胡劲松编著，详细介绍了魏氏伤科的外用药经验，可供中医骨伤科、中医外科、中药制剂等相关专业临床、教学与科研人员参考使用。

出版说明

骨伤科作为中医临床学科之一，其特色主要包括手法治疗和药物外治。与西医骨科手术不同的是，手法治疗在整体观念指导下，应用各种手法操作、固定器械等，对骨折、骨关节损伤等疾病进行治疗，具有局部与整体兼顾的特点。药物外治则由于具有不伤肠胃、局部吸收、见效较快等优点，在中医辨证施治原则指导下，被广大骨伤科医生和患者所认可。二者均是我国中医药学的宝贵遗产，不仅得到西医的认可，而且至今仍在临床广泛应用。

在骨伤科领域，受地域、手法不同和用药特色等因素的影响，形成了诸多的学术流派。这些流派各有千秋，异彩纷呈，是传承和发扬中医骨伤学术不可或缺的部分。梳理这些流派的学术专长，特别是临床易于掌握、行之有效的手法治疗和外用药物，将有助于弘扬骨伤科的中医特色，为当今临床提供有益的参考。为此，我们特别策划出版了这套《中医骨伤特色流派丛书》，包括《魏氏伤科手法治疗图解》《劳氏伤科经验与特色》《魏氏伤科外用药精粹》《石氏伤科外用药精粹》《施氏伤科外用药精粹》《陆氏伤科外用药精粹》等，希望弘扬中医骨伤流派，传承中医骨伤特色，供骨伤科医生借鉴与运用。

中国中医药出版社

2013.11

前 言

　　中医在几千年的发展中形成了独特的诊治体系，特别在治疗手段上更是丰富多彩。简单地说，中医的治疗方法大致可以分为内治和外治两类。用口服药物治疗疾病的方法称为内治法，其他方法统称为外治法。

　　中医外治是与内治（口服给药）相对而言的治疗方法，如针灸、推拿、伤科、外科手术及药物的熏、熨、敷、贴等均属外治范围。根据著名中医外治专家吴震西、朱连学的观点，外治法应分为广义外治法和狭义外治法。广义外治法泛指除口服药物以外施于体表皮肤（黏膜）或从体外进行治疗的方法，比如药物外洗、撒、熏、针灸、按摩、气功，以及音乐疗法、体育疗法等均属于广义外治法。狭义外治法则指用药物、手法或器械施于体表皮肤（黏膜）或从体外进行治疗的方法。自针灸形成专科之后，狭义外治法的概念一般不包括针灸。外治的内容非常丰富，据有关文献记载，外治法多达四百余种，概括起来可分两大类，即药物外治法、非药物外治法，二者在临床中往往相互配合，综合运用。在治疗科别上，一般分内病外治、外病外治两大类。

　　外治法具有作用迅速、疗效显著、副作用少、运用方便、操作简单、取材容易、能够直接观察、可随时掌握等多种优点，受到广大中医药工作者的重视。尤其近

20年来，外治法发展较为迅速，取得了可喜的成绩。而在未来几年，随着现代科学技术的发展，以纳米科技为代表的新技术也必将对中医外治法的给药方式产生巨大影响，并推动中医外治法的发展。

在中医外治法中，中药外治是极为重要的一项。伴随着医学模式的改变，"以人为本"的思想在当今医疗活动中尤显重要，人们在追求临床疗效的同时，更注重药物使用的简单性、方便性和无毒性。现代药物透皮技术的发展无疑为临床给药提供了更广阔的空间，同时，也使古老的中药外治焕发了勃勃生机。中药外治法与内治法一样，均是以中医的整体观念和辨证论治思想为指导，运用各种不同的方法将药物施于皮肤、孔窍、腧穴等部位，以发挥其疏通经络、调和气血、解毒化瘀、扶正祛邪等作用，使失去平衡的脏腑阴阳得以重新调整和改善，从而促进机体功能的恢复，达到治病的目的。

中医伤科是研究防治人体筋骨损伤与疾患的一门学科，在不同的时代和地区又称"接骨""正体""正骨"。中医伤科历史悠久，源远流长，有丰富的学术内容和卓著的医疗成就。对于人体来说，脏腑属里，筋骨则属外，中药外治对于伤科疾患来说更为直接。损伤外治法是指对损伤局部进行治疗的方法，属于外病外治，在伤科治疗中占有重要的地位。

损伤治法颇多，就药物而言，可分为内治法和外治法两种。有的损伤，采用内外兼治，可达"内外夹攻"、缩短疗程、提高疗效、早日康复的目的。所不同者，正如《理瀹骈文·略言》所论："凡病多从外入，故医有外治法，经文内取外取并列，未尝教人专用内治也。""外治之理即内治之理，外治之药亦即内治之药。所异者，法耳。"可见，内治与外治的区别，并非药物的差异，而是方法的不同。在利用现代技术进行剂型改革的过程中，不应违背中医理论而削弱中医特色，更不能与中医理论背道而驰。

魏氏伤科是我国著名的中医骨伤科流派，由中医骨伤科名家魏指薪教授所创立，时至今日，已经走过了近一个世纪的历程，经过魏指薪、李国衡、施家忠、李飞跃、施荣庭、胡大佑等几代魏氏伤科人的不断努力，逐渐形成了一套完善而独特的中医骨伤科学术体系，其中尤以手法、导引、外用药物等骨伤科外治法为其精华所在，疗效确切，独具特色。特别是在新中国成立后，魏氏伤科加入到国有医院行列，和西医骨科同道一起开展中医、中西医结合骨伤科研究工作，成绩斐然，使积淀深厚的魏氏伤科学术流派不断创新发展，为人民群众的卫生健康事业做出巨大贡献，其流派也产生了较大的社会影响。魏氏伤科并非如一般所认为的仅仅治疗诸如骨折、脱位、骨错缝（魏氏所谓硬伤），以及关节扭伤、软组织挫伤、筋出槽（软伤）等，还治疗各种创伤出血（外伤）、脏腑气血损伤（内伤）、水火烫伤等伤科疑难杂症。魏氏伤科对这些疾病都有一套独特的治疗法则，往往会收到立竿见影之效。

在治疗上，魏氏伤科强调内治与外治相结合。在外用药方面，魏氏也同样辨证用药。魏氏伤科原有许多外用药，诸如三圣散、消瘀散、断骨丹、碎骨丹等，根据不同病种、病情轻重缓急、患病部位，采用贴敷、搽擦、熏洗湿敷、烫熨等方法，形成了针对中医骨伤科常见疾病的系列外用药。魏氏在用这些药时往往不是单一使用，而是根据损伤局部的情况（是新伤还是老伤，是红肿灼热还是积血成瘀等）搭配用药。这种搭配的方法，不仅表现在种类上，如三圣散加断骨丹、三圣散加碎骨丹，还表现在量的方面，如1/3三圣散加2/3碎骨丹、1/2三圣散加1/2断骨丹等。

近年来，为了使中医骨伤科的中药外治法得到进一步发展，魏氏伤科与时俱进，结合现代科学技术，在外用药的剂型改革、作用机理研究、外用器具改进等方面也做了大量的工作。为了更好地服务于广大的骨伤科患者，发扬中医伤科中药外治的优势，笔者将魏氏伤科中药外治法做了系统的整理，他山之石可以攻玉，希望能为中医伤科的同道提供一些临床上的借鉴，为中医伤科外治法的发展做出一点贡献。

李飞跃　胡劲松

2015 年 4 月

目　　录

第一章　中医伤科外治源流

中医外治研究具有悠久的历史和丰富的文献资料，是中医药文化宝库中一颗璀璨的明珠。中医伤科外治主要是随着中医伤科的发展而逐渐成熟，但是中医内科的外治理论和用药实践对于伤科外治的发展也起到重要作用。追溯中医伤科外治的发展，我们可以概括为，起源于原始社会，萌芽于先秦，奠基于两汉，发展于晋唐，丰富于宋金元，成熟于明清，提高于近现代。

一、起源——史前（远古～公元前21世纪）

中药外用有着悠久的历史。损伤是古代人类最为常见，也最为致命的疾患，中药外治是最容易掌握的医疗方法，所以从可供查验的历史资料看，中医应用最早的剂型就是外用剂型。

在距今170万年前，我们的祖先原始人过着茹毛饮血的生活，在寻觅食物、与野兽搏斗或部落之间发生战争时，常常发生外伤。开始，人们用树叶、草茎、泥灰涂敷或裹扎伤口，久而久之，人们便逐渐发现一些具有止血、止痛、消肿、排脓、生肌、敛疮作用的外用药，这便是中药外治的起源，也出现了原始的涂敷法。

随着火的发明，原始人在围火取暖时，逐渐发现将烧热的泥沙石块用树皮、兽皮包裹局部取暖，可使热量维持得更加长久。此后，人们又发现，局部取暖可以消除某些病痛，如寒冷引起的腹痛、寒湿引起的关节痛等，于是便有了原始的热熨法。

新石器时代已产生外科手术器械——砭镰，并出现了外伤科名医——俞跗。由于当时创伤是威胁人类生存和健康的主要因素，所以外伤科医疗技术比其他科发达，并更早推广应用。

这时候的外用药基本就是简单的天然植物或矿物的直接应用，治疗方法也是简单的涂敷或者烫熨。这些用药经验也是在人群之间口口相传。但是，这些就是中医伤科外治法的起源。

二、萌芽——先秦时期

自从有了文字，人类的知识积累就成为可能，人类文明历史真正开始。在这最初的文明时期，我国经历了夏商周三代，社会生产力和文化水平都有发展，医学也随之进步。

在夏代，已经有了人工酿酒。酒是最早的兴奋剂、麻醉剂和消毒剂，也是中医最常用的溶剂。酒剂的发明与应用对推动医药的发展产生了重要的影响。中医的"醫"字，从"酉"，指用以医疗的酒。酒剂的使用，有利于提高药物的疗效，可以通血脉、行药势，也可以止痛、消毒，对治疗创伤性疾病很有意义，这对后世产生了巨大的影响。仅《黄帝内经》（以下简称《内经》）所存十三首方中即有四个酒剂，《金匮要略》《备急千金要方》《外台秘要》《太平圣惠方》《本草纲目》等书中有更多内、外用酒剂，故后世有"酒为百药之长"之说。现在中医伤科的诸多内服外用制剂都是以酒为溶剂，所以酒是伤科药物外治发展史上的重要发明。

随着医学的发展，到周代已有医政的设置和医疗的分科。医生分为食医、疾医、疡医和兽医，其中疡医就是外科医生，也就是现代伤科的萌芽，其职责是"掌肿疡、溃疡、金疡、折疡之祝药刮杀之齐"。金疡、折疡分别指刀剑所致的开放性损伤和跌仆导致的骨折筋伤；祝，注也，谓注药于疮，祝药即敷药；杀，谓药食其恶肉，相当于现代的化腐生肌药。这也说明，在最初，中

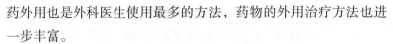

药外用也是外科医生使用最多的方法，药物的外用治疗方法也进一步丰富。

春秋时期，人类已经开始利用泥土祛邪治病和养生保养。并运用泥灸温敷治疗疾病，达到治疗和缓解症状的目的。《山海经》中有防治疾病和养生保健的药物126种，其中用作外用的药物33种，提出佩、服、浴、席、养、搽等6种外治法，其记载的疾病防治和养生保健中，用内治法78次，用外治法35次，外治法占到近1/3。

到战国时期，伤科中药外治已经初具规模。马王堆汉墓的医学帛书《五十二病方》系战国时代的文献，保存了当时诊治骨折、创伤及骨病的丰富经验，包括手术、练功及方药等。书中记载了应用水银膏治疗外伤感染，这是世界上应用水银于外伤科的最早记载。在《五十二病方》中，共载方300个，现整理为288个，其中外治方达一半以上，运用药物的外治法有敷贴法、熏蒸法、熨法、药浴法、握法等20余种。

这时的中药应用已经开始进行简单的炮制，以增加疗效，减少毒副作用。但是人们对于中药的药性掌握还不是很全面，还没有通过炮制、配伍等控制药物毒副作用的方法，所以对于药物的毒副作用还是非常恐惧。战国以前，凡是药物统统都叫毒药，当时就出现"药不瞑眩，则厥疾不瘥"的说法，而且形成了一种习惯，即父母生病，子女要替父母尝药，以确定毒副作用的大小。可见，服药产生副作用是非常普遍的现象。而外用药则相对安全得多，所以中药外治是此时的主流。

三、奠基——两汉时期

这个时期是整个中医，也是伤科药物外用的奠基时期，主要原因是中医的四部经典著作《内经》《难经》《神农本草经》和

《伤寒杂病论》的问世，具体体现在三个方面。

1. 中医伤科的生理、病因、病机、诊断、治疗等基础理论体系开始形成。

在临证医学发展的基础上，中医学从临床实践提高到理论方面的总结。《内经》是我国最早的一部医学典籍，较全面、系统地阐述了人体解剖、生理、病因、病机、诊断、治疗等基础理论，奠定了中医理论体系的基础。

《内经》中已有系统的人体解剖学知识，如《灵枢·骨度》对人体头颅、躯干、四肢各部骨骼的长短、大小、广狭标记出测量的尺寸。同时，书中还记载可通过尸体解剖获取这方面知识，如《灵枢·经水》曰："若夫八尺之士，皮肉在此，外可度量切循而得之，其死可解剖而视之。其脏之坚脆，腑之大小……脉之长短，血之清浊……皆有大数。"

《内经》对人体骨、脉、筋、肉及气血的生理功能都有精辟的论述。如《灵枢·经脉》曰："骨为干，脉为营，筋为刚，肉为墙。"《灵枢·邪客》曰："营气者，泌其津液，注于脉，化以为血，以荣四末，内注五脏六腑。"认为人体外部皮肉筋骨与体内五脏六腑关系密切，阐发了"肝主筋，肾主骨，肺主皮毛，脾主肌肉，心主血脉"及"气伤痛，形伤肿"等基础理论。

《内经》还阐述了骨病的病因病机。《灵枢·痈疽》曰："热胜则腐肉，肉腐则为脓。"《灵枢·刺节真邪》曰："烂肉腐肌为脓，内伤骨为骨蚀。……有所结，深中骨，气因于骨，骨与气并，日以益大，则为骨疽。"《素问·痹论》曰："风寒湿三气杂至，合而为痹。"《素问·生气通天论》曰："因于湿，首如裹，湿热不攘，大筋软短，小筋弛长，软短为拘，弛长为痿。"《素问·痿论》还将痿证分为痿躄、脉痿、筋痿、肉痿、骨痿等五痿，分别加以论述。

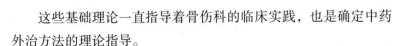

　　这些基础理论一直指导着骨伤科的临床实践，也是确定中药外治方法的理论指导。

　　2. 中药用药和组方的基本理论开始形成。

　　《内经》的问世，不但奠定了我国医学发展的理论基础，对中药学的发展同样产生了巨大的影响。如《素问·至真要大论》的"寒者热之，热者寒之"，《素问·脏气法时论》的"辛散""酸收""甘缓""苦坚""咸软"等，奠定了四气五味学说的理论基础；《素问·宣明五气》的"五味所入，酸入肝、辛入肺、苦入心、咸入肾、甘入脾，是为五入"是中药归经学说之先导；《素问·六微旨大论》的"升降出入，无器不有"，《素问·阴阳应象大论》的"味厚者为阴，薄者为阴中之阳；气厚者为阳，薄者为阳中之阴"等，是后世中药升降浮沉学说的理论依据。《灵枢·痈疽》已有"疏砭之，涂以豕膏"的记载。书中记载了浸渍、热浴、热熨、涂敷、烟熏等中药外治法，开创了膏药之先河，只是这些多用于治疗内科疾病。后世吴师机的外用膏药用药原则就是在此基础上发挥的。在组方上，《内经》的"十三方"被认为是中医最早的方剂，虽然数量不多，但从剂型、服法及临床使用上较《五十二病方》有较大的进步，并且就方剂配伍结构开始提出"君臣佐使"的理论，奠定了中药方剂学的基础。

　　《神农本草经》成书于东汉，是对中国中草药的第一次系统总结，是中国现存最早的药物学专著。书中对每一味药的产地、性质、采集时间、入药部位和主治病证都有详细记载。《神农本草经》对药物性味也有了详尽的描述，指出寒、热、温、凉四气和酸、苦、甘、辛、咸五味是药物的基本性情。药物之间的相互关系是药学一大关键，《神农本草经》提出的"七情和合"原则在几千年的用药实践中发挥了巨大作用。书中对各种药物怎样相互配合应用，以及简单的制剂都做了概述，并指出只有参考五行生克关系，对药物的归经、走势、升降浮沉全面考虑，才能选药组方，配伍用药。

随后，《伤寒杂病论》问世，中医称其为方书之祖。它首先针对病机建立了治法，在治法的指导下组织方剂，开创了中医融理、法、方、药于一体的先河。书中方剂323首，绝大多数都是临床长期运用的有效方，而且许多都是基础方，体现了很多配伍的基本结构，对后世的方剂发展起到很大的作用。

正是由于对药物和组方相关知识的掌握，中药的毒副作用逐渐被控制，所以到汉代，中药已经不再统称为毒药，而名为"本草"。也正是因为这样，中药内服从此成为中医治法的主流。

3. 中医伤科所用的药物增多，外用药的组方以小复方为主，中药外治的方法逐渐丰富。

虽然随着中药的毒副作用逐渐被控制，中药外治在中医体系中的比重有所下降，但是外治药物和组方内容却有所发展。《神农本草经》载有中药365种，其中应用于骨伤科的药物近100种。《金匮要略》创立了多种药物外治法，如洗涤法、烟熏法、药敷法、坐药法、纳药鼻中法、药烙法，也使用了多种剂型的外用药，如药膏、油膏、散剂、药锭、水剂。汉代名医华佗在实施外科手术后，常用"神膏"以促进伤口愈合。

可见，无论从基础理论，还是从常用的外用药物、剂型及使用方法上来看，伤科中药外治体系已基本形成。

四、积累发展——三国、晋、隋、唐、五代时期

这是我国历史上战乱频繁的时期，骨伤科疾患更为多见，在前人积累的基础上，骨伤科的技术逐渐成熟。这个时期，伤科中药外用理论没有重大发展，基本还是延续以前的东西。主要伤科药物的外用方法都已经出现，主要是经验的积累过程。这时的外

用组方相对简单，以单味药和小复方为主，但是在使用范围上有所扩大。

晋代葛洪的《肘后备急方》中共列方剂1060首，其中外治方即有346首，超过三成。《肘后备急方》中收录的大量外用药，如续断膏、丹参膏等，都注明了具体的制用方法。书中记载了对不同原因引起的创伤及脓肿分别采用酒洗、醋洗、黄柏洗等不同的疮口清洗方法，体现了辨证论治思想。《肘后备急方》还首次记载了一些药物的外治作用，如用生地黄或栝楼根捣烂外敷治伤，并配合小夹板固定治疗骨折，"疗腕折、四肢破碎及筋伤蹉跌方：烂捣生地黄熬之，以裹伤处，以竹片夹裹之"。这种方法至今已发展成中医治疗四肢骨折的主要方法。而书中所载用狂犬脑外敷伤口治疗狂犬病的方法，实为免疫学之先驱。这些都是伤科在外治法上的发展。

我国第一部外科专著《刘涓子鬼遗方》载方151首，外治膏方达69首，敷贴方也有6首。如术膏方，用白术配伍松脂、附子等熬膏，治疮痈肉烂坏死，为白术外治的最早记述。该书有含川芎的方剂50余首，其中数首用川芎去腐生肌，已视川芎为外科疮疡的重要药物。书中记载，对久病疥癣、诸恶疮毒用五黄膏，金疮出血用金疮止血散，既可内服，又可外用。

唐代蔺道人的《仙授理伤续断秘方》是我国现存最早的一部骨伤科专著，提出骨折的治疗步骤是：①煎水洗；②相度损处；③拔伸；④或用力收入骨；⑤捺正；⑥用黑龙散通；⑦用风流散填疮；⑧夹缚；⑨服药；⑩再洗；⑪再用黑龙散通；⑫或再用风流散填疮口；⑬再夹缚；⑭仍用前服药治之。该书还提出正确复位、夹板固定、内外用药和功能锻炼的治疗大法，以及伤损按早、中、晚三期治疗的方案。《仙授理伤续断秘方》载方50首，载药139味，包括内服及煎洗、填疮、敷贴等外用的药物和方剂，体现了伤科内外兼治的整体观。

孙思邈所著的《备急千金要方》《千金翼方》大量记述了各种外治法在各科的应用。《备急千金要方》所用外治法共有 27 种之多，如湿浴法、粉法、敷法、摩法、塞法、熏法、滴法等，仅熏洗法，就有烟熏法、气熏法、淋洗法、浴洗法、坐浴法、浸洗法、泡洗法等。

这一时期，还创立了脐疗膏药，如紫金膏、太乙膏、阿魏化痞膏等。同时，众多本草著作问世，如第一部药典《新修本草》，第一部食疗专著《食疗本草》，介绍外来药的《海药本草》，还有《药性论》《本草拾遗》《蜀本草》等。其中，以《药性论》对外治论述最多，如补充了苦参疗"赤癞屑脱"的作用，视《神农本草经》上品中"久服通神明"的铅丹为外治之品，"煎膏用，止痛生肌"，至今，铅丹膏仍是常见的外用硬膏。该书还首载了冰片、蟾酥，为其外治的广泛应用打下了基础。

五、丰富——宋金元时期

中医在这一时期的特点是百家争鸣，大大推动了中医药学术的发展，也加快了中医药外治前进的步伐。中医伤科外用处方的组成渐渐丰富，出现复杂的组方结构，用药种类增加。

宋朝太医局设立"疮肿兼折疡科"，元代太医院设十三科，即大方脉、杂医科、小方脉、风科、产科、眼科、口齿科、咽喉科、正骨科、金疮肿科、针灸科、祝由科、禁科等 13 种医学专科的合称。

宋代医官王怀隐等编成《太平圣惠方》，其中"折伤""金疮"属伤科范畴，对骨折提出了"补筋骨，益精髓，通血脉"的治疗思想，提出用柳木夹板固定骨折，推广淋、熨、贴、燔、膏摩等外治法治疗损伤。

《圣济总录》《本事方》《幼幼新书》等方书又进一步补充了外治法及其应用。北宋末年的《圣济总录》还初步探讨了膏能消除"皮肤蕴蓄之气""熨……资火气之熨寒结"等外治机理。还有《南阳活人书》用葱白烘热敷脐治"阴毒腹痛"，《丹溪心法》用附子末涂足心以引虚火下行等。

本草方面，单从药物数量来看，以《证类本草》为例，收载药物已达 1580 余种，比《新修本草》的 844 种多出 700 种以上。《开宝本草》首述了五灵脂的内外治功用。《本草图经》首载拳参"捣末，淋渫肿气"。《日华子本草》则对中药外治做了大量论述和补充，是外治本草文献的重要参考著作。

六、成熟——明清时期

承接了唐宋盛世医药事业的进步，明清时期的中医伤科外治得以更加丰富并逐渐完善，外用方法、用药和组方理论逐渐成熟。中医伤科的发展逐渐完善主要体现在两个方面：

1. 理论上，主要的两本著作是明代薛己的《正体类要》和清代吴师机的《理瀹骈文》。

伤科理论的发展主要就是明代薛己《正体类要》，突出表现在其十分重视中医的整体观念和八纲辨证。薛氏治疗伤科疾病不同于其他医家，仅重视手法与外用药物，而是从人体的整体辨证，创立伤科内治法，并以气血立论。薛氏提出："肢体损于外，则气血伤于内，营卫有所不贯，脏腑由之不和。"认为外伤疾病虽损伤于外，而实则影响于内，而人身以脏腑气血为本，故十分重视补气养血活血法的应用。而在具体分析每一个病证时，薛氏又强调"求之脉理，审其虚实，以施补泻"，并"极变析微"，"贯而通之"，注意从整体上把握病情，形成了自己的辨治风格。从此，"十三科一理贯之"的思想真正开始指导着伤科实践。

清代，中药外治理论体系初步形成，并逐步发展，以两部外治专著《急救广生集》和《理瀹骈文》的问世为标志。书中对外治法的理论基础、作用机制、辨证施治、药物选择、使用方法、功效主治、适应病证及注意事项等，都做了较为系统的阐述。尤其吴师机所著的《理瀹骈文》对后世影响最为深远，书中所叙的"外治之理即内治之理，外治之药亦即内治之药，所异者，法耳。医理药性无二，而法则神奇变幻"等论述，从诞生之日起即被视为中药外治的重要理论依据。吴师机还对外治方药进行了系统的整理和理论探讨，完善了外治理论：认为内病外取，须分三焦论治；提出了三部应三法的外治体系，即"上用嚏，中用填，下用坐"；认为凡汤丸之有效者，皆可熬膏；提出"膏药用药，必得气味俱厚者方能得力"。书中申明了内治外治之义，为外治理论的系统化和完善做出了贡献。

2. 实践上，继续积累整理了大量的伤科外用方剂及治疗方法。

明代李时珍的《本草纲目》载药1892味，骨伤科药物170味。该书总结明代以前的外治经验，荟萃了涂、擦、抹、敷、塞等40余种药物外治方法；收载捣、煎、烧、调配等外用药的加工配制方法；详述外治施药部位，除直施病所外，还有上病施下、下病施上、左病施右、右病施左等。清代程鹏的《急救广生集》总括了清代嘉庆以前行之有效的外治经验，存方1500余首，计收病种400余种。其他医学论著，如胡廷光《伤科汇纂》、赵廷海《救伤秘旨》、钱秀昌《伤科补要》等均有大量伤科中药外治的记载。吴谦《医宗金鉴·正骨心法要旨》中大量使用药膏，如混元膏、万灵膏、乌龙膏、神效当归膏、截血膏、定痛膏、太乙膏等。吴师机《理瀹骈文》介绍了他用膏药治内病的经验，后人誉为"外治之宗"。邹存淦《外治寿世方初编》辑各科外治方药，载方 2200 余首。

七、提高——近现代时期

民国时期，"改良中医药""中医药科学化""创立新中医"等口号风行一时，形成民国时期中医药学发展的一大特色。这一时期我国医学发展的总体特点是中西医并存。虽然国民政府对中医药采取了不支持和歧视的政策，但在志士仁人的努力下，中医药学以其顽强的生命力依然继续向前发展，并取得了不少成果。

新中国成立后，许多先进技术被引进到医学中，大大促进了中医药学的发展。政府高度重视中医药事业的继承和发扬，并制定了一系列相应的政策和措施，使中医药事业走上了健康发展的轨道，中医骨伤科学也取得了前所未有的成就，中医药外治不断向前发展。

在临床应用方面，外治法的应用范围不断扩大，遍及各科。同时，新科技对外治的影响也更多地体现在了给药途径、剂型与促透方法等方面。现代技术与中医药外治的结合极大地发展了中医骨伤科外治的方法和手段，外治方药大量增加，外治途径明显扩展，外治剂型大量发展，应用范围不断扩大，外治疗效也得到了明显提高。

这一时期，临床实践不断增加，外用制剂大量出现，一些外用药品的广泛应用发挥了很好的功效，甚至通过外治法治疗全身疾病也取得了良效，但外治理论的发展相对较为欠缺。

第二章　中药外治法现代研究

第一节　中药外治的研究进展

现代中药外治的主要研究进展在于与现代技术的结合，集中体现在外治途径明显增多，外治剂型大量发展，药物外治促透方法的创新，而且随着应用范围不断扩大，临床实践不断增加，外治疗效也得到了明显提高，对中药外治的理论也有新的认识。

一、给药途径

现代临床外治给药途径主要有局部给药、腧穴给药、经络给药等。局部给药是传统的给药方式，直接作用于病灶。腧穴给药是将中药制成一定剂型，作用于腧穴，利用中药对腧穴的刺激，调整机体，利于疾病治疗。例如腧穴贴敷就发挥了穴位刺激和中药疗效的双重作用，集中药和经穴刺激于一体。又如中药汽化热疗法使机体受温热刺激而产生作用，因热蒸汽呈冲击性，刺激作用更强，使中药有效成分自皮肤渗至患处，在局部产生中药浓度的相对优势而发挥更强的药理作用。

二、伤科外治剂型

传统中药外用剂型主要有膏药、散剂、栓剂、酊剂、棒剂、浴剂等 10 余种。在改良传统剂型的同时，现在已陆续研发了膜剂、贴剂、凝胶剂、巴布剂、腧穴贴敷剂、橡皮膏、TDS 制剂等

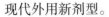

现代外用新剂型。

涂膜剂、膜剂是20世纪80年代发展的新剂型。涂膜剂是将中药提取物加到含有高分子成膜材料的有机溶剂中，使用时由于溶剂挥发，药物与高分子材料在皮肤表面形成一层膜，膜的形成减少了皮肤表面水分的蒸发，促进了水合作用和角质溶解，使药物透过角质层并逐渐释放，更好地发挥治疗作用。

巴布剂可分为泥状巴布剂和定型巴布剂两类。泥状巴布剂属于软膏类剂型，而定型巴布剂是将药物与水溶性高分子物质的基质混合，涂布于无纺布的背衬上，表面覆盖聚乙烯或聚丙烯薄膜，按使用要求裁成不同规格，装入塑料袋中，密闭保存。定型巴布剂由于使用方便，不粘皮肤，无橡胶硬膏的皮肤过敏反应，以及有较好的保湿性，易使皮肤角质层软化，从而有利于药物的透皮吸收，因此现在被广泛使用，目前对它的研究也较多。如沈子龙等对治疗风湿性关节炎的中药雷公藤进行了前处理，制成巴布剂应用于临床取得了较好的效果。北京同仁堂将传统制剂狗皮膏改变剂型制成巴布剂，应用高效液相法观察了其体外经皮渗透性，采用两室扩散膜型对脱毛小鼠皮进行了实验观察。结果表明了狗皮膏巴布剂透皮吸收的可行性，其透过量随药物浓度的增加和时间的延长而增多，在180分钟时的累积透皮量已不再增加。此结果为狗皮膏巴布剂的临床应用提供了实验基础。

TDS制剂透过皮肤屏障，恒速释放一种或数种活性成分，血药浓度稳定，使中药发挥并保持最大的治疗作用。

应用中药前处理的新工艺、新技术，将中药经适当的方法提取纯化精制后再制成经皮给药制剂，减少了用药剂量，外观有了明显的改善，质量有了可控的方法和标准，疗效更趋于稳定和可靠，减少了不良反应。如治疗风湿性关节炎及心律失常的青藤碱PAV贴剂，采用提取、柱层析等方法将中药青风藤中所含的有效成分青藤碱纯化后，加入经皮吸收促进剂制成贴剂，不仅减少了使用剂量，建立了质量标准，提高了生物利用度，而且克服了口服剂型半衰期短、需频繁给药的缺点。

三、药物外治的促透方法

对于药物外治来说，使药物有效透过皮肤屏障进人体内产生作用是外治起效非常关键的环节。其主要促透方法有三种：一是利用药物自身特性、溶剂和脂质体（传递体）包封，二是物理促透方法，三是化学促透方法。严格地讲，第一种方法也可归于化学促透方法中。

1. 利用药物特性、溶剂、脂质体等

对药物性状进行改变，使药物和皮肤具有较高亲和力，可利于药物吸收。将药物溶于适当的有机溶剂如酒（乙醇）、醋（乙酸）、食用油（脂、酯）等也可利于药物的吸收。还可将药物制成微乳、脂质体、传递体等容易透皮的制剂。另外，有很多中药本身就具有良好的促透特性，在临床组方时可以考虑应用或添加这些中药。

2. 物理促透

物理促透是通过物理方法改变皮肤或者药物特性，促进药物透皮吸收。现在常用的物理促透方法有离子导人、电致孔、激光微孔、超声波导入等。其实我们日常生活中的加热、拔罐等方法也可通过改变皮肤特性而促进药物吸收。在物理促透方面最新的研究成果就是基于微制造技术的微针（microneedles）的应用。

3. 化学促透

除了用化学手段对药物性状进行改变及运用必需的化学溶剂之外，添加化学透皮促进剂是目前中医外治研究的热点内容。早期的化学促透剂主要是丙二醇、二甲基甲酸醋、二甲基亚砜等，

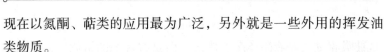

现在以氮酮、萜类的应用最为广泛，另外就是一些外用的挥发油类物质。

由于相同的药物用不同的透皮促进剂及同一种透皮促进剂的不同浓度有不同的透皮效果，因此对不同的药物组方可能需要多种化学促透剂联用，且要对透皮促进剂的最佳使用浓度进行配比研究，不一定是促透剂浓度越高促透效果就越好。

新的化学促透剂的研究也在不断进展中。2006年，中国科学家发现了11个氨基酸组成的能高效帮助蛋白质类药物透皮的短肽，可有效促进胰岛素在大鼠身上的经皮吸收。研究发现，这种蛋白质可短暂打开皮肤屏障，并发现毛囊有可能是透皮的通道。其成果发表于 *Nature*。类似成果可为中医外治发展所用。

四、中医药外治理论

传统理论认为，外治只是用药途径的变化，仍以中医基础理论为指导进行辨证论治，与内治并无实质区别。但近年来也有学者认为，相当一部分中药内服与外用时被吸收的成分不同，功效也有较大差异，用以内服为基础形成的理论来外推外用，可能会导致误差。因此，很有必要对中药的外用功效进行研究，并在此基础上，依据中医的穴位刺激、经络传感，并结合现代透皮吸收、全息理论等进一步完善中医药的外治理论。

与此同时，随着外治机理研究的深入，也引发了新的思考。传统理论认为，中药外治的直接作用是指药物成分通过皮肤、孔窍、腧穴等部位被直接吸收，进入经脉血络，输布全身以发挥其药理作用。而现代研究主要从药物的吸收机理和作用机理入手。有学者研究发现，药物外用的时间短则数小时，长则数天，在这个过程中，外用药物的质量损失不多。一般而言，损失的部分才可能被吸收，这样看来，多数药物并没有被吸收，但外用中药的疗效是肯定的。所以，还有一种可能是外用中药的作用机理并非是被吸收进入血液循环产生疗效，而是有其他的机制。这个观点为中药外治的机理研究提供了新的思路。

第二节　中药外治的作用机理研究

传统中医理论认为，中药外治的作用机理在于从外引内，疏导内气，使内气和畅而达愈疾之功。吴师机在《理瀹骈文》中指出："外治之理即内治之理，外治之药亦即内治之药。所异者，法耳。"阐明了外治法和内治法的理论基础，二者用药同出一理，只是在用药的方式和给药途径上有所不同而已。

《素问·调经论》曰："阴阳均平，以充其形，九候若一，命曰平人。"也就是说，"阴阳均平"，人即健康，疾病是阴阳失衡所致。而人体的阴阳，说到底是对人体气机变化的概括，正如《素问·至真要大论》所言："愿闻阴阳之三也，何谓？岐伯曰：气之多少，异用也。"内气的运动变化决定人体之阴阳，也决定了人体的健康或发病。这一点，《理瀹骈文》中做了明确说明，"其或疾风暴雨，祁寒溽暑，山岚瘴疠之所触连，以及情志之自贼，饥饱劳役之伤，卒暴之变，元气因之而戕，则病生焉"。元气被戕而病，即言各种原因引起内气异常而发病。《理瀹骈文》还进一步指出，气之于人"正则和，乱则病，绝则死也"。所以，治疗疾病就在于疏导调畅内气，使之恢复常态。正常的人体内气在机体内"升降出入"，不断运动，无过不及，内至脏腑，外达肌表。因此可以通过用药于肌表，从外引内，以纠正内在之气的异常状态，而达愈疾之效。如《理瀹骈文》所言："七情总隶于一心，七气统归于一气，故可以一膏治之。"

中药外用和内服虽然都是在中医理论指导下的辨证用药，但其用法却不尽相同。因为内服方药多是一病一方，可随时加减，故用药精、药味少，而用量小。但外用药多半可通治六经，用药百病一方，而且不易加减、更换药味，故用药范围广、用量大。膏药之中多用通经络、开窍透骨、拔病外出之药，如姜、葱、韭、蒜、白芥子、花椒等，以及气味厚、峻猛有毒之药，其药物组成，有时令人叹为观止。

从实践和现代科学知识的角度来说，传统的中药外治理论存在很多问题，除一些推测和演绎外，其外用理论的核心就是"外治之理，即内治之理"，初听很有道理，但推敲后总感并不尽然。一方面，外用药除极少中药外很少被吸收，吸收成分与内服也有差异；另一方面，用以内服为基础形成的中医药理论来推导外用情况，会产生偏差。因此，很有必要进一步完善中医的外治理论。

一、中药外治机理

"法虽在外，无殊治内也"，中药外治的作用机制不外整体作用、局部作用两端，现就传统认识和现代研究两个方面来分别说明。

1. 整体作用

整体作用是指在某一特殊部位施以外治后，通过药物吸收和局部刺激所引起的整体药理效应或全身调节作用，可分为直接作用和间接作用。

（1）直接作用：传统认为，中药外治的直接作用是指药物通过皮肤、孔窍、腧穴等部位被直接吸收，进入经脉血络，输布全身以发挥其药理作用。实践证明，外治法对多种疾病有肯定疗效，其在各科临床中的应用日益受到重视。现代研究主要是从药物的吸收机理和作用机理来研究的。外用药物的吸收途径主要包括皮肤吸收、灌肠吸收、鼻腔吸收、口腔吸收、眼部吸收、肺部吸收。

皮肤吸收的途径主要有 4 个：一是通过动脉通道。药物经角质层转运和表皮深层转运被吸收，可以通过一种或多种途径进入血液循环。二是通过水合作用。角质层的含水量为环境相对湿度的函数，中药外贴则"形附丽而不离"，"气团藏而不泄"，局部形成一种难以通过汗水蒸发扩散的密闭状态，使角质层含水量由 5% ~15% 增至 50%。角质层经水合作用，可膨胀成多孔状态，易于药物穿透。三是通过表面活性剂作用。如膏药中所含的铅皂是一种表面活性剂，可促进被动扩散的吸收，增加表皮脂膜对药物的透过率。四是通过芳香性药物的促进作用。现代通过离体皮实验表明，芳香性药物敷于皮肤表面可使皮质类固醇的透皮能力提高 8 ~10 倍。

现代医学认为，直肠吸收可以减少药物在肝脏中发生的化学变化，能较好地保持药物效力的完整性，吸收快，奏效快，生物利用度是口服的 15 倍。

鼻黏膜表面积约 $150cm^2$，其上分布有丰富的血管，口腔黏膜也血管丰富，眼结膜中有很多血管和淋巴管，这些都有利于药物在鼻腔、口、眼部的吸收。

肺泡是进行空气－血液交换的场所，其总数为 3 亿~4 亿个，总面积可达 $100m^2$ 左右，且肺泡细胞间质中有着致密的毛细血管，肺泡壁和毛细血管壁仅隔 $0.5 ~ 1\mu m$，这些都是促进肺部迅速吸收药物而发挥治疗作用的重要因素。

直接作用机理主要是从药物成分的吸收来考虑中药外用疗效的。但细致分析中药外用的情况可以发现，外用时间短则几个小时，长则数天，而从重量来看，一般外用药物损失很少，如分散于数天，每天损失的药物就更少，而损失的药物才可能被吸收。这样看来，外用药物多数都未被吸收，但其疗效是肯定的，说明

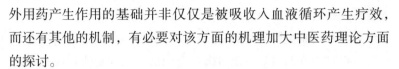

外用药产生作用的基础并非仅仅是被吸收入血液循环产生疗效，而还有其他的机制，有必要对该方面的机理加大中医药理论方面的探讨。

（2）间接作用：间接作用是指药物对局部进行刺激，通过经络系统的调节而起到纠正脏腑气血阴阳偏盛偏衰，补虚泄实，扶正祛邪作用，从而治疗疾病。

传统认为，中药外治除了施药之外，还有辅助的温热刺激、化学刺激和机械物理刺激，以加速血液循环，促进药物的渗透、吸收和传播，从而增强全身效应。此外，从某种意义上讲，中药外敷于腧穴，可以通过经穴－内脏有关途径作用于体内各个系统而起到多系统、多器官、多环节的调整作用。现代研究表明，外治药物除直接进入血液循环系统发挥治疗作用外，还有调整系统组织器官功能和机体免疫功能等作用，即发挥其间接的治疗作用。如灸法可使白细胞、红细胞数量显著增加，使血沉下降。血沉的改善与艾灸对风湿性关节炎、类风湿关节炎、结核病等血沉升高性疾病的临床疗效是一致的。

间接机制可能是与中医药理论最接近的一种机理，即中医认为的通过穴位刺激，经络传感而产生远距离的作用。中药外用的作用有不少情况下是一种刺激反馈，对该机理进行研究可能会有一些新的发现。

2. 局部作用

局部作用是指药物对病变部位的局部治疗作用。如疔、疮、疖、痈外敷如意金黄膏以清热解毒、消痈散结，跌打损伤外敷云南白药以活血通络、消肿止痛，中药保留灌肠治疗结肠炎等，均为中药外治局部作用的体现。

现代研究认为，一些中药如黄连、黄芩、黄柏、金银花、连翘有抗菌、抗病毒成分，具有良好的抗感染作用，而蛇床子、射干等对皮肤真菌有抑制或灭杀作用，并广泛应用于头癣、甲癣的外治中。对祛腐生肌药的研究发现，其对伤口修复过程的主要影响有：促进细胞的增殖分化与肉芽组织的生长；促进巨噬细胞的游出；改善创面血液循环，增加局部供血、供氧量，从而加速创面新陈代谢，促进创面愈合。该方面的机理可能是外用中药中最好解释的部分。中药外用很大程度上是在局部应用，发挥局部疗效，中药的某些成分在局部的大量聚集是其产生疗效的基础，但缺少相应的现代研究佐证，故有必要加强外用中药局部疗效的研究，这方面最易得到结果。

二、外治机理研究存在的问题

中药的成分复杂，每种成分含量较低，中药复方的情况则更为复杂，且不少中药成分分子量较大，单纯从透皮吸收来阐述中药外用的机理难度较大，也不符合临床应用的事实。虽然穴位刺激、经络传感在一定程度上能从中医理论解释中药外用的机制，但缺少相应的现代医学理论基础和基础实验的证实，距达成国际共识还有漫长的道路，且缺少对不同中药作用不太一致的较好阐述。外用中药治疗整体病变的现代医学基础普遍不足，在治疗局部病变方面虽多数能给以一些机理上的阐述，但单纯从成分作用特点多不能很好解释中药的良好临床疗效。如很常见的外用中药治疗癣疾等，单纯从抑菌角度来阐述有很多问题解释不清，有些传统的中药外用制剂本身就没有无菌的概念，但能用于创伤性感染，为什么？抑菌力很强的西药外用治疗癣疾也不一定会有多好的效果，但抑菌作用很弱的中药确有不错的临床疗效，故抑菌之外还应有其他的机制，但目前缺少相应的研究。

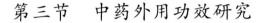

第三节 中药外用功效研究

一、中药外用功效的现状及存在问题

长期以来，"外治之药即内治之药，外治之理即内治之理"和"凡丸有效者皆可熬膏"的思想指导着中药外治临床用药，但细致分析并不尽然。新中国成立以来，人们在继承传统方法的基础上结合现代科学手段进行研究，中药外治新方法、新器具、新剂型不断出现，但中药外用的功效多沿用内服的功效，有些比较适宜，有一部分有出入，有些甚至牵强附会。

2000 年版药典中载中药 630 种，其中标出仅可外用的有 9 种，为巴豆、松节油、松花粉、炉甘石、蜂蜡、薄荷素油、薄荷脑、煅石膏、亚乎奴，既可内服又可外用的有 124 种。在这 124 种可外用的中药中只有硫黄、白矾、轻粉 3 种中药明确标有内服和外用的功效，且内服和外用的功效差异较大：如硫黄外用解毒杀虫疗疮，内服补火助阳；白矾外用解毒杀虫、燥湿止痒，内服止血止泻、祛风祛痰。其他药典记载可外用的中药，或虽没记载也曾外用的中药就只有引用内服时的功效。

现代研究证实，中药经口服后，除直接吸收入血产生作用外，还有许多其他的因素，如肠道菌群对中药成分的影响、成分之间的相互影响、中药对肠道菌群产生的直接作用、吸收入血后经肝脏转化后产生的作用等。内服药经过如此多的间接作用而产生功效，如将内服药物的功效直接引为外用功效，很难让人信服。如人参内服大补元气，外用大补元气如何理解？鳖甲内服滋阴潜阳、软坚散结、退热除蒸，外用如何体现？即使有记载可外用的中药，如吴茱萸散寒止痛、降逆止呕与外治口疮、高血压病能有多少联系呢？所以，我们对中药外用功效的认识还存在诸多问题。

二、研究思路

中药外用功效的研究状况与迅速发展的外治方法和外治的确凿疗效明显不协调，这就需要我们对外用中药的功效进行整理、规范、提炼。中药功效的产生基础是临床应用和中医基础理论，功效与临床应用之间有着必然的联系，通过建立中药功效与临床应用分析系统，可以初步确立常用中药的外治功效。结合动物实验研究和临床验证，可进一步规范中药的外用功效，建立与内服相对应的常见中药外用功效。在确立常见中药外用功效的基础上，依据穴位刺激、经络传感，并结合现代经皮给药和全息生物理论等，进一步完善中药外治理论，使中药外治理论更加丰富完善和有实际意义，以进一步指导外用中药的临床应用。

第三章　中药外治的优点

相较于中药内服，药物外治的方法有诸多的优点。

一、治法多样，多途给药

外治给药途径主要有局部给药、腧穴给药、经络给药、黏膜给药等。传统中药外用剂型主要有膏药、散剂、栓剂、酊剂、棒剂、浴剂等 10 余种。在改良传统剂型的同时，现在又陆续研发了膜剂、贴剂、凝胶剂、巴布剂、腧穴贴敷剂、橡皮膏、TDS 制剂等现代外用新剂型。临床中可以根据不同情况给予适合的治疗方法。

二、直达病所，定位用药

局部给药是传统的给药方式，直接作用于病灶。腧穴给药为将中药制成一定剂型，作用于腧穴，利用中药对腧穴的刺激调整机体，发挥穴位刺激和中药疗效的双重作用，利于疾病治疗。又如中药汽化热疗法，使机体受温热刺激并使中药有效成分自皮肤渗至患处，在局部产生中药浓度的相对优势而发挥更强的药理作用。

三、奏效迅捷，节省药物

正是因为中药外治法能直达病所，定位用药，所以一般外用药起效比较迅速，而且不像汤药那样，药材的损耗量极大，像历史上应用最广的黑膏药，可以一张膏药用很多年。在中医药日渐

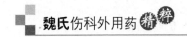

被世界接受的将来，中药药材的来源将是一个很大的问题，中药外用能节省大量的药材，是解决这个问题的有效途径。

四、使用安全，副作用小

中药外用相对于内服，其毒副作用小得多，使用更为安全。近年来，相关研究更是表明，中药外用可绕过肝脏的首过效应及胃肠因素的干扰和灭活，可缩小患者个体间及个体内各次用药间的差异，维持较稳定的血药浓度，延长药物作用时间，从而可减少给药次数和总剂量。另外，药物作用若不经消化道吸收，可以避免对肝脏代谢功能的影响。

五、适应证广，禁忌证少

患者乐于接受外治法，因药物直接贴于皮肤，起效迅速、直达病灶，既可避免打针怕痛、服药怕苦之弊，又为治疗疾病多提供一条给药途径，而且可弥补内治的不足。外治法用药灵活，方便无痛、安全可靠，体外施药又很少有毒副作用，且对胃肠无刺激。不少患者有多种疾病，脏器功能有不同程度的损害，服药种类较多，各种内服药之间常有药性冲突，而且胃肠道、肝肾损害更是难以避免，外用药则不然。

六、简便廉效，易于推广

中药外用多是针对具体症状，常常可以对多种疾病起效，对于辨证施治的要求不像内服药那么高，而且使用方便、安全可靠、不良反应少，符合现代社会的要求，易于推广。

七、防治结合，保健强身

中药外用不但能治疗各种疾病，还能预防疾病的发生，有保健康复的作用。如用穴位贴敷预防颈椎病、骨关节病等方法，已经有越来越多的人采用。而且因为中药外治的安全性和便捷性，用于日常的养生保健强身更容易被普通百姓接受。

八、便于携带，利于储存

外用中药由于多半已经制成成药或者半成品，无需煎熬加工，便于携带，利于储存。现在，很多家庭都有多种外用的膏药、药酒备用，尤其在外出旅行时，外用药也携带方便。

第四章 常用的中药外治法

常用的中药外治法很多，一般按照用药方式分为 6 类：敷贴法、搓擦法、熏洗湿敷法、热熨法、药条、中药离子导入法。

第一节 敷贴法

敷贴是指将药物制剂直接外敷或者粘贴在患处局部或相应的经络穴位上的一种方法。根据使用药物的剂型分类，敷贴法应用最多的剂型是药膏、膏药和药粉 3 种。

一、药膏

药膏又称敷药或软膏，制作时将药粉碾成细末，然后选加饴糖、蜜、油、水、鲜草药汁、酒、醋或凡士林等，调匀如厚糊状，摊在棉垫或桑皮纸上。为减少药物对皮肤的刺激和换药时容易取下，可在药上加一张极薄的绵纸。配制药膏时多用饴糖，除药物作用外，还因其硬结后有固定和保护伤处的作用。饴糖与药物之比为 3∶1，也有用饴糖与米醋以 8∶2 之比调拌的。若用于有创面的药膏，多数用油类配制，因其有柔软、滋润的作用。

药膏按其功用可分为以下 6 类。

1. 消瘀退肿止痛类

消瘀退肿止痛类药膏适用于骨折、伤筋初期肿胀疼痛者，有消瘀止痛药膏、定痛膏、双柏膏、消肿散等。

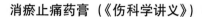

消瘀止痛药膏 (《伤科学讲义》)

【组成】木瓜 60g，栀子 30g，大黄 150g，蒲公英 60g，土鳖虫 30g，乳香 30g，没药 30g。

【制法用法】共为细末，饴糖或凡士林调敷。

【功效】活气血，消瘀肿，通经络，止疼痛。

【主治】骨折伤筋早期，肿胀疼痛剧烈，或伤处红肿热痛，舌红苔黄，脉弦而数。

定痛膏 (《证治准绳》)

【组成】芙蓉叶二两 (60g)，紫荆皮、独活、天南星、白芷、各五钱 (15g)。

【制法用法】为末，加鲜马蓝菜、旱莲草各一两 (30g)，杵捣极烂和药末，用生葱汁、老酒拌炒，暖敷患处。伤处未破而色紫黑者，加草乌、肉桂、高良姜各三钱 (9g)，研末，姜汁调温贴患处；若紫黑色已退，则以姜汁、茶清调，温贴患处。

【功效】清热解毒，祛瘀止痛。

【主治】跌打损伤，动筋折骨，赤肿疼痛。

双柏膏 (散) (《中医伤科学讲义》)

【组成】侧柏叶 2 份，黄柏 1 份，大黄 2 份，薄荷 1 份，泽兰 1 份。

【制法用法】共为细末，作散剂备用，用时以水、蜜糖煮热，调成厚糊状，外敷患处。亦可加入少量米酒调敷，或用凡士林调煮成膏外敷。

【功效】活血解毒，消肿止痛。

【主治】跌打损伤，疮疡肿毒。症见局部红肿热痛或局部包块形成而无溃疡。舌红苔黄，脉数有力者。

2. 舒筋活血类

舒筋活血类药膏适用于扭挫伤筋中期患者，有三色敷药、舒筋活络药膏、活血散等。

三色敷药（《中医伤科学讲义》）

【组成】蔓荆子（去衣炒黑）八两（240g），紫荆皮（炒黑）八两（240g），全当归、五加皮、木瓜、丹参、羌活、赤芍、白芷、片姜黄、独活各二两（60g），甘草六钱（18g），秦艽一两（30g），天花粉二两（60g），怀牛膝二两（60g），川芎一两（30g），连翘八钱（24g）威灵仙二两（60g），木防己二两（60g），防风二两（60g），马钱子二两（60g）。

【制法用法】共研细末，用蜜或饴糖调拌如厚糊状，敷于患处。

【功效】舒筋活络，消肿止痛。

【主治】扭挫伤局部肿痛或风寒湿痹痛者。

舒筋活络膏（《林如高正骨经验》）

【组成】海风藤60g，木瓜30g，松节60g，豨莶草60g，双钩藤60g，当归60g，五加皮90g，蚕砂30g，蓖麻仁60g，穿山龙90g。

【制法用法】以上10味粗料，与净茶油750g，桐油250g，共入锅内熬炼，滤去药渣，再加上以下6味细料：炒黄丹500g，乳香30g，没药30g，麝香3g，蚯蚓（干）30g，蛇蜕15g。膏成分摊布上，温贴患处。

【功效】祛风活络，行血止痛。

【主治】风湿、损伤引起的关节及软组织疼痛。

活血散（成都中医药大学附属医院方）

【组成】乳香、没药、血竭各五钱（15g），贝母三钱（15g），木香二钱（6g），厚朴三钱（99g），川乌、草乌、白芷各一钱（3g），麝香五分（1.5g），紫荆皮八钱（24g），香附五钱（15g），小茴香三钱（9g），甲珠、自然铜、木瓜各五钱（15g），肉桂二钱（6g），当归八钱（24g），独活、羌活、续断、虎骨（猪骨代）、川芎各五钱（15g）。

【制法用法】上药共为散剂。外敷新伤者用鲜开水调，陈伤者可用酒调。内服，则每30g活血散泡白酒500g，1周后可用，早晚各服10mL。

【功效】活血逐瘀，理气止痛，祛风除湿。

【主治】扭挫伤、跌打损伤之瘀肿疼痛，或久伤不愈，肢体时作疼痛者。

3. 接骨续筋类

接骨续筋类药膏适用于骨折整复后，位置良好，肿痛消退之中期患者，有接骨续筋药膏、外敷接骨散、接骨散等。

接骨续筋药膏（《中医伤科学讲义》）

【组成】自然铜、荆芥、防风、五加皮、皂角、茜草、川断、羌活、独活各90g，乳香、没药、桂枝各60g，白及、血竭、硼砂、螃蟹末各120g，骨碎补、接骨木、红花、赤芍、活土鳖虫各60g。

【制法用法】共为细末，饴糖、蜜糖或凡士林调敷。

【功效】接骨续筋，化瘀祛风。

【主治】一切骨折、骨碎及筋断、筋裂等严重筋骨损伤的中期。

外敷接骨散（《刘寿山正骨经验》）

【组成】骨碎补、血竭、硼砂、当归、制乳香、制没药、土鳖虫、续断、大黄、自然铜（醋淬7次）各等份。

【制法用法】共为细末，酒调，或用蜂蜜、麻油、凡士林等调敷伤处。

【功效】接骨止痛。

【主治】骨折。

接骨散（《中医骨伤科学》）

【组成】当归、白芷、续断、川乌、草乌、乳香、木鳖、三七、虎骨（狗骨代）、苏木、脆蛇、海马、木瓜、青皮、五加皮、台乌、甲珠、伸筋草、血竭、自然铜、雄黄、小茴香、柴胡、羌活、泽兰、生大黄、桂尖、杜仲、云苓、桃仁、木通、甘草、麝香、鸡血藤。

【制法用法】原书未注明用量，可酌情调配。共为末，加水或酒调成糊状，外敷。

【功效】接骨续筋。

【主治】新伤骨折，寒凝经脉，筋骨冷痛。

4. 温经通络，祛风除湿类

本类药膏适用于损伤日久，复感受风寒湿邪者，有温经通络膏等。

温经通络膏（《中医伤科学讲义》）

【组成】乳香、没药、麻黄、马钱子各半斤（250g）。

【制法用法】共为细末，饴糖或蜂蜜调敷。

【功效】温经通络，祛风去痛。

【主治】骨与关节筋络损伤，兼有风寒湿外邪者；或寒湿伤筋；或陈伤劳损，骨节疼痛，筋络不利者。

5. 清热解毒类

本类药膏适用于伤后感染邪毒，局部红、肿、热、痛者，有如意金黄散、四黄膏等。

如意金黄散（《外科正宗》）

【组成】天花粉（上白）十斤（5kg），黄柏（色重者）、大黄、姜黄、白芷各五斤（2.5kg），紫厚朴、陈皮、甘草、苍术、天南星各二斤（1kg）。

【制法用法】以上共为咀片，晒极干燥，用大驴磨连磨3次，方用密绢罗筛出，瓷器收贮，勿令泄气。凡遇红赤肿痛，发热未成脓者，及夏月火令时，俱用茶汤同蜜调敷；如微热微肿及大疮已成，欲作脓者，俱用葱汤同蜜调敷；如漫肿无头，皮色不变，湿痰流毒，附骨痛疽，鹤膝风等病，俱用葱酒煎调；如风热恶毒所生，患必皮肤亢热，红色光亮，形状游走不定者，俱用蜜水调敷；如天泡、火丹、赤游丹、黄水漆疮、恶血攻注等症，俱用大蓝根叶捣汁调敷，加蜜即可；汤泼火烧，皮肤破烂，麻油调敷。（现代用法：共研细末，可用酒、油、花露、丝瓜叶或生葱等捣汁调敷。或用凡士林8份、药散2份调制成膏外敷。）

【功效】清热解毒，消肿止痛。

【主治】痈疽疔疮，跌打损伤，热毒瘀滞。症见肌表局部红、肿、热、痛，尿赤便秘，舌红苔黄，脉象弦数者。

四黄膏（《中医伤科学》）

【组成】黄连、大黄、黄柏、黄芩、乳香、没药各等份。

【制法用法】上药共研细末，加凡士林均匀搅拌成20%软膏。外用。

【功效】清热解毒，消肿止痛。

【主治】痈肿红热疼痛。

6. 生肌拔毒长肉类

本类药膏适用于局部红肿已消，但创口尚未愈合者，有橡皮膏、生肌玉红膏、红油膏等。

象皮膏（《疡科纲要》）

【组成】真象皮三两（90g）（无真者则驴马剔下之爪甲代之，可用四五两），当归、壮年人发各二两（60g）（人发洗净垢），大生地、龟板各四两（120g），真麻油五斤（2500g）。

【制法用法】先煎生地、龟板、象皮，后入人发、当归，熬枯去滓。入黄蜡、白蜡各六两（180g），川连汁煅制，上炉甘石细末半斤（250g），生石膏细末五两（150g），文火上调匀，弗煎沸，瓷器密收。油纸摊贴，量疮口大小为度，外以布条轻轻缠之。二日一换，脓水少者、四日一换。（此膏摊于脱脂棉上较摊于油纸上更易收湿长肉）

【功效】拔毒化腐，养血滋阴，收口生肌。

【主治】顽疮。症见脓水清稀，皮肤湿痒，久不收口者。

生肌玉红膏（《外科正宗》）

【组成】当归二两（60g）或5份，白芷五钱（15g）或1~2份，白蜡二两（60g）或5份，轻粉四钱（12g）或1份，甘草一两二钱（36g）或3份，紫草二钱（6g）或0.5份，血竭四钱（12g）或1份，麻油一斤（500g）或40份。

【制法用法】上将白芷、当归、紫草、甘草四味入油内浸三日，大杓内慢火熬药至微枯色，细绢滤清，将油复入杓内，煎滚，下整血竭化尽，次下白蜡，微火化开。先用茶盅四枚，顶放水中，将膏分作四处，倾入盅内，每盅内投和一钱搅匀，候至一伏时取起，不得加减，致取不效。（现代用法：先将当归、白芷、紫草、甘草四味入油内浸3日，将膏倾入预放在水中的盅内，候片刻，把研细的轻粉末放入，搅拌成膏。将膏匀涂纱布上，敷贴患处。）

【主治】痈疽、发背、诸般溃烂、棒毒等，症见溃疡脓腐不脱，新肌难生。

红油膏（《中医伤科学讲义》）

【组成】九一丹（熟石膏9份，升丹1份）10份，东丹1份半，凡士林100份。

【制法用法】先将凡士林加热至全部呈液态，然后把两丹药粉调入和匀为宜，摊在敷料上，敷贴患处。

【功效】化腐生肌。

【主治】溃疡不敛。

药膏在临床应用时，有以下注意事项：

（1）在应用时应以尽量发挥药力、减少刺激、便于换药为原则。

（2）换药时间可根据病情的变化、肿胀的消退程度、天气的冷热来决定，一般是2～4天换药一次，后期患者亦可酌情延长。凡用水、酒、鲜药汁调敷药时，需随调随用，因其易蒸发，所以应勤换药。生肌拔毒类药物应根据创面情况每隔1～2天换药一次，以免脓水浸淫皮肤。

（3）药膏一般随调随用。凡用饴糖调敷的药膏，逢暑天或气温高时容易发酵，梅雨季容易发霉，故一般不宜一次调制太多。寒冬气温低时可酌加开水稀释，以便于调制拌匀。

（4）少数患者对外敷药膏后过敏而发生接触性皮炎，皮肤奇痒及有丘疹水疱出现时，应注意及早停药，外用六一散等。严重者可给予抗过敏药。

二、膏药

膏药，古称薄贴，是用植物油或动物油加药熬成胶状物质，用时涂在布、纸或皮的一面，可以较长时间地贴在患处，主要用来疗疮疖，消肿痛等。早在很久以前，我国医学家就有言："膏药能治病，无殊汤药，用之得法，其响立应。"膏药是中医学外用药物中的一种特有剂型，在骨伤科临床应用较为普遍。

膏药是根据中药归经理论，运用药物互相协调为用的效能，组成多味药物的大复方，以便发挥药物的良好效果。由于用于肌表薄贴，所以膏药中取气味俱厚的药物，并加引药以率领群药开结行滞，直达病所，因此可透入皮肤产生消炎止痛、活血化瘀、通经走络、开窍透骨、祛风散寒等作用。贴于体表的膏药刺激神经末梢，通过反射，扩张血管，促进局部血液循环，改善周围组织营养，达到消肿、消炎和镇痛的目的。同时，药物在患处通过皮肤渗透达皮下组织，在局部产生药物浓度的相对优势，从而发挥较强的药理作用。此外，膏药中有一些刺激性强的药物，产生的强刺激通过神经反射，可以调节机体功能，促进抗体形成，提高人体免疫力。药物穿过皮肤及黏膜后，经过血管或淋巴管进入体循环，也可产生全身性作用。

配制膏药时，先将药物浸于植物油中，主要用香油（即芝麻油），经过加热熬炼后再加入铅丹（又称黄丹或东丹），其主要成分为四氧化三铅，也有用主要成分为一氧化铅的密陀僧制膏的。经过"下丹收膏"制成膏药，以老嫩合度，富有黏性，烊化后能固定于患处，贴之即粘，揭之易落者为佳。膏药熬成后浸入水缸中浸泡数天，再藏于地窖阴暗处去火毒，以减少对皮肤的刺激，防止发生接触性皮炎。摊膏药时，将已熬成的膏药置于小锅中用文火加热烊化，然后摊在膏药皮纸或布上备用。膏药的药料掺和方法应按药料的性质而定，一般药料可在熬膏药前浸在油中，使有效成分溶解。对具有挥发性、不耐高温的药物（如乳香、没药、樟脑、冰片、丁香、肉桂等）应先研成细末，待膏药在小锅中烊化后加入，搅拌均匀，再摊膏药。贵重的芳香开窍药物或需要特别增加的药物，临贴时放在膏药上。

膏药的种类按功用可分为治损伤与风寒湿痹类、提腐拔毒生肌类。

1. 治损伤与寒湿类

本类膏药中，适用于损伤者，有坚骨壮筋膏；适用于风湿者，有狗皮膏、伤湿宝珍膏；适用于损伤兼风湿者，有万灵膏、损伤风湿膏等；适用于陈伤气血凝滞、筋膜粘连者，有化坚膏。现代骨伤科临床应用的各种自制或者市售膏药多半属于此类。因

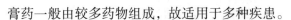

膏药一般由较多药物组成，故适用于多种疾患。

坚骨壮筋膏（《中医伤科学讲义》）

【组成】第一组：骨碎补90g，川断90g，马钱子60g，白及60g，硼砂60g，生草乌60g，生川乌60g，牛膝60g，苏木60g，杜仲60g，伸筋草60g，透骨草60g，羌活30g，独活30g，红花30g，泽兰叶30g，虎骨（狗骨代）24g，香油5kg，黄丹2500g。第二组：血竭30g，冰片15g，丁香30g，肉桂60g，白芷30g，甘松60g，细辛60g，乳香30g，没药30g，麝香15g。

【制法用法】第一组药，熬成膏药后温烊摊贴；第二组药，共研为细末，临贴时撒于膏药上外贴。

【功效】强壮筋骨。

【主治】伤筋骨折后期。

狗皮膏（成药）（《中医伤科学讲义》）

【组成】枳壳、防风、杏仁、泽泻、地榆、天麻、川贝、浙贝、猪苓、石脂、白蔹、甘草、赤芍、五加皮、栀子、薄荷、山药、首乌、羌活、苦参、青皮、黄芩、补骨脂、熟地、香附、远志、半夏、独活、荆芥、麻黄、苁蓉、小茴香、草乌、白芷、陈皮、前胡、银花、牛膝、藁本、附子、大茴香、木通、威灵仙、官桂、连翘、僵蚕、川断、桔梗、大黄、当归、知母、茵陈、细辛、川柏、乌药、川芎、生地黄、杜仲、苍术、元参、桃仁、蒺藜、山甲、白术、五味子、蛇床子、苍耳子、川楝子、楮实子、大枫子、青枫藤、菟丝子各0.25kg，螵蛸29条，香油108kg，黄丹405kg，每7.5kg膏油兑血竭、冰片、儿茶、丁香、木香、乳香、没药各1.784kg。

【制法用法】熬膏摊贴患处。

【功效】温经通络，散寒止痛，舒筋活血。

【主治】陈伤筋骨酸痛，风寒湿痹。

万灵膏 (《医宗金鉴》)

【组成】鹳筋草、透骨草、紫丁香根、当归(酒洗)、自然铜(醋淬七次)、瓜儿、血竭、没药各一两(30g),川芎八钱(24g),赤芍二两(60g),半两钱(醋淬七次)一枚(15g),红花一两(30g),川牛膝、五加皮、石菖蒲、茅山苍术各五钱(15g),木香、秦艽、蛇床子、陶桂、川附子、制半夏、制石斛、鹿茸各三钱(9g),虎胫骨(狗胫代)一对(120g),麝香二钱(6g)。

【制法用法】上除血竭、麝香、没药三味各研细末另包外,共23味,先将香油10斤微火煨,浸5日,然后将群药入油内,熬黑为度,去滓加黄丹5斤再熬,将至滴水成珠离火。俟少时药温,将血竭、麝香、没药下入搅匀,取起出火气。外贴患处。

【功效】消瘀散毒,祛风除湿。

【主治】伤筋后期,腰背、腰骶部及下肢麻木,寒湿痹痛。

化坚膏 (《中医伤科学讲义》)

【组成】白芥子2份,甘遂2份,地龙肉2份,威灵仙2份半,急性子2份半,透骨草2份半,麻根3份,细辛3份,乌梅肉4份,生山甲4份,血余1份,江子(即巴豆)1份,全蝎1份,防风1份,生草乌1份,紫硇砂半份(后入),香油80份,东丹40份。

【制法用法】将香油熬药至枯,去渣,炼油滴水成珠时下东丹,将烟搅净后再下硇砂。用时贴敷。

【功效】祛风化瘀。

【主治】用于损伤后期软组织硬化或粘连等。

2. 提腐拔毒生肌类

本类膏药适用于创伤而创面溃疡者,有太乙膏、陀僧膏等,一般常在创面另加药粉如九一丹、生肌散等。现在，传统的中医外科多半自行调制，少有成品售卖。

太乙膏（《伤科补要》）

【组成】香麻油、当归、生地、生甘草。（原方未注明用量）

【制法用法】后三味入油内炸枯，去渣，再以丝绵滤净，再入净锅熬至滴水不散，入炒飞黄丹240g，又用慢火熬至滴水成珠取起，少顷入白蜡、黄蜡各30g，微火再熬，取起少定，入去油净乳香、没药各15g，搅匀，收瓷器内过三宿可贴。

【功效】生长肌肉。

【主治】伤口不收。

陀僧膏（《医宗金鉴》）

【组成】南陀僧（研末）20g，赤芍60g，全当归60g，乳香（去油，研）15g，没药（去油，研）15g，赤石脂（研）60g，苦参120g，百草霜（筛，研）60g，银黝30g，桐油1000g，香油500g，血竭（研）15g，孩儿茶（研）15g，川大黄250g。

【制法用法】先将赤芍、当归、苦参、大黄入油内炸枯，熬至滴水不散，再下陀僧末，用槐、柳枝搅至滴水将欲成珠，将百草霜细细筛入，搅匀，再将群药及银黝筛入，搅极匀，倾入水盆内，众手扯千余下，再收入瓷盆内，常以水渍之。外贴患处。

【功效】拔脓生肌，长肉止痛，散血消肿。

【主治】恶疮溃破流脓，外科肿疡已溃、未溃，创破流血疼痛异常。

临床使用膏药需注意以下几点：

（1）平时运动或劳动时不慎造成肌肉挫伤或关节、韧带拉伤时，不要立即用伤湿止痛膏、麝香追风膏贴于受伤部位。因这类膏药具有活血散瘀的作用，伤后即贴不能达到消肿、止痛的目的。

（2）局部有破损者，不可将膏药直接贴在破损处，以免发生化脓性感染。

（3）凡是含有麝香、乳香、红花、没药、桃仁等活血化瘀成分的膏药，孕妇均应禁用。

（4）如果贴膏药后局部皮肤出现丘疹、水疱，自觉瘙痒剧烈，说明对此膏药过敏，应立即停止贴敷，进行抗过敏治疗。

（5）对含有丹类药物的膏药，行X线检查时应取下。

三、药粉

药粉即散剂，又称掺药。药粉的配制是将药物碾成极细的粉末，收贮瓶内备用。使用时将药粉直接掺于伤口处，或置于膏药上，将膏药烘热后贴患处。按药粉功用，可分6类。

1. 止血收口类

本类药粉适用于一般创伤出血，常用的有桃花散、花蕊石散、如圣金刀散、金枪铁扇散等，还有近年来研制出来的不少止血药粉，都具有收敛止血的作用。

花蕊石散（《太平惠民和剂局方》）

【组成】硫黄（上色明净者，捣为粗末）四两（120g），花蕊石（捣为粗末）一两（30g）。

【制法用法】上二味相拌令匀，先用纸筋和胶泥固济瓦罐子一个，内可容药，候泥干入药内，密泥封口后，焙笼内焙干，令透热，便安放在四方砖上。砖上书八卦五行字，用炭一称，笼迭周匝，自巳午时，从下生火，令渐渐上彻，有坠下火，旋夹火上，直至经宿，火冷炭消尽。又放经宿，罐冷定，取出细研，以绢罗子罗至细，瓷盒内盛。治一切金刃箭镞伤中，及打扑伤损，猫狗咬伤，或至死者，急于伤处掺药，其血化为黄水，再掺药便活，更不疼痛。如内损血入脏腑，热煎童子小便，入酒少许，调一大钱，服之立效。若牛抵肠出不损者，急内入，细丝桑白皮尖茸为线，缝合肚皮，缝上掺药，血止立活。如无桑白皮，用生麻缕亦得，并不得封裹疮口，恐作脓血。如疮干，以津液润之，然后择药。妇人产后败血不尽，血迷、血运、恶血奔心，胎死腹中，胎衣不下至死者，但心头暖，急以童子小便煎一钱，终身不患血风、血气。若膈上有血，化为黄水，即时吐出，立效。（现代用法：二味和匀，放入瓦罐，煅研为细末，每服 3g，童便调下，或外用止血。）

【功效】化瘀止血。

【主治】一切金刃箭镞伤中，打仆损伤，猫狗咬伤。

花蕊石散 （《外科正宗》）

【组成】乳香、没药、羌活、紫苏、细辛、草乌、蛇含石（童便煅 3 次）、厚朴、白芷、降香、当归、苏木、檀香、龙骨、南星、轻粉各 6g，麝香 0.6g，花蕊石（童便煅 7 次）15g。

【制法用法】上共研极细末，罐收听用。用时葱汤洗净疮口，用此掺之，软绵纸盖扎，一日一换，神效。此药一时未备，可用多骨疽门生肌散代之暂用，亦可取效危急也。

【功效】止血止痛，去瘀生新。

【主治】跌仆损伤及刀、箭、兵刃所伤，断筋损骨，疼痛不止，新肉不生者。

桃花散 （《外科正宗》）

【组成】白石灰半斤（250g），大黄一两半（45g）。

【制法用法】用石灰同大黄切片同炒，石灰变红色为度。去大黄，筛细掺损上，纸盖绢扎；止血后用葱汤洗净，换搽玉红膏长肌收敛，兼戒口味、房事为要。（现代用法：先将大黄煎汁，泼入白石灰内，为末，再炒，以石灰变成红色为度。将石灰过筛备用。用时撒患处，纱布紧扎。）

【功效】散瘀止血。

【主治】创伤出血。

如圣金刀散 (《外科正宗》)

【组成】松香 (净末) 七两 (210g),枯矾、生矾各一两半 (45g)。

【制法用法】共为极细末,罐密收,掺伤处,纸盖绢扎。止血三四日后,必焮痛作脓,换掺生肌散,三日三次,其疼即止;以后日用葱汤洗之,换搽玉红膏长肉生肌,避风为要。(现代用法:共为细末,取适量掺撮溃创面上。)

【功效】止血燥湿。

【主治】创伤出血症。症见刀刃所伤,或瓷锋割损,浅者皮破血流,深者筋断血流不止。

云南白药 (《跌打骨科学》)

【组成】山慈菇 (去皮洗净,焙)、川文蛤 (挝破,洗净,去外枰)、千金子 (去壳,用纸裹,换纸研数十次,去尽油成霜)、雄黄、大黄、藤黄 (隔汤煮数次,去浮沫,用山羊血2.25g拌晒,如无山羊血,以子羊血代之)、自然铜 (火煅,淬7次)各60g,红芽大戟 (洗,焙)、天竺黄、刘寄奴、血竭、三七各90g,归尾45g,朱砂、儿茶、阿魏各30g,乳香 (去油)、没药 (去油)各21g,琥珀、轻粉、麝香、水银 (同轻粉研至不见星)各9g,牛黄、梅片各75g,活土鳖虫150g (雄者更佳)。

【制法用法】上药25味,各样足分量,不可增减,否则不验。各研极细末,瓷瓶收贮。刀伤跌打诸伤,出血者用开水调服;肿痛瘀血,未出血者用酒调服。毒疮初起,内服0.2~0.3g,并以少许用酒调匀,涂搽患处;若已化脓,只须内服。

【主治】刀伤、枪伤、创伤出血及跌打损伤等症。外敷红肿疮毒。

2. 祛腐拔毒类

祛腐拔毒类药粉适用于创面腐肉未去或肉芽过长的患者。常用的有九一丹、七三丹等,主药是升丹,但纯用升丹则药性太峻猛,往往加入熟石膏等药,如熟石膏与升丹之比为9:1者是九一丹,7:3者是七三丹。对升丹过敏的患者,可用不含有升丹的祛腐拔毒药,如黑虎丹等。常用方药见第五节"药条"。

3. 生肌长肉类

这类药粉适用于脓水稀少,新肉难长的创面,常用的有生肌八宝丹等。也可与祛腐拔毒类散剂掺合在一起应用,具有促进新肉生长,促使创口迅速愈合的作用。

生肌八宝丹(《医方易简》)

【组成】珠母(拾取露天蚌壳,左顾者)250g(须刮去背后黑衣,安火上煅,研细)、血竭9g(另研)、炉甘石90g(以黄连6g煎出汁,煅淬,研细末)、儿茶30g、煨石膏90g、赤石脂90g(火煅)、陈年丝吐渣30g(煅,不可过性)、梅片(临用时将药末15g加入冰片)0.3g。

【制法用法】上为细末,研如香灰色,瓷瓶盛贮听用。掺上外用。

【功效】生肌长肉,平口收功。

【主治】疮毒脓腐已尽者。

4. 温经散寒类

温经散寒类药粉适用于局部寒湿停聚,气血凝滞疼痛,损伤后期患者。常用的有丁桂散、桂麝散等,具有温经活血、散风逐寒的作用。

桂麝散(《蓟荄启秘》)

【组成】麻黄、细辛各五钱(15g)、肉桂、丁香各一两(30g)、皂角三钱(9g)、生半夏、天南星各八钱(24g)、麝香三分（0.9g），冰片四分（1.2g）。

【制法用法】共研细末，掺膏药上，贴患处。

【功效】温经通络，化痰消肿。

【主治】阴疽、流注等疮疡未溃者。

丁桂散（《中医伤科学讲义》）

【组成】丁香、肉桂各等份。

【制法用法】共研细末，加在膏药上，烘热后贴患处。

【功效】祛风散寒，温经通络。

【主治】阴证肿疡疼痛。

5. 散血止痛类

散血止痛类药粉适用于损伤后局部瘀血结聚肿痛者，常用的有四生散、消毒定痛散等。

四生散（原名青州白丸子）（《太平惠民和剂局方》）

【组成】半夏（水浸洗过生用）七两（210g），川乌头（去皮脐，生用）半两（15g），南星（生）三两（90g），白附子（生）二两（60g）。

【制法用法】上捣，罗为细末，以生绢袋盛，用井花水摆，未出者更以手揉令出。如有滓，更研，再入绢袋摆尽为度。放瓷盆中，日中晒，夜露至晓，弃水，别用井花水搅，又晒，至来日早，再换新水搅。如此春五日，夏三日，秋七日，冬十日。去水晒干，候如玉片，研碎，以糯米粉煎粥清为丸，如绿豆大。初服五丸，加至十五丸，生姜汤下，不拘时候。如瘫缓风，以温酒下二十丸，日三服，至三日后，浴当有汗，便能舒展。服经三五日，呵欠是应。常服十粒已来，永无风疾隔壅之患。小儿惊风，薄荷汤下两三丸。（现代用法：内服者，按法为丸，按量服用。外用者，共为细末，存效待用。用时以药末适量，蜜糖适量调成糊状，外敷患处，用醋调煮外敷亦可。如出现过敏性皮炎，即停敷。）

【功效】温经通络，逐痰解毒，祛风止痛。

【主治】男子、妇人半身不遂，手足顽麻，口眼㖞斜，痰涎壅塞，及一切风，他药所不能疗者；小儿惊风，大人头风，洗头风，妇人血风，并宜服之。外治跌打损伤肿痛，关节痹痛，肿瘤局部疼痛。

消毒定痛散（《正体类要》）

【组成】无名异（炒）5分，木耳（炒）5分，大黄（炒）5分。

【制法用法】上为末，蜜水调涂。如内有瘀血，砭去敷之。若腐处，更用当归膏敷之尤妙。

【功效】消毒定痛。

【主治】跌仆肿痛。

6. 取嚏通经类

这类药粉适用于坠堕、不省人事、气塞不通者，常用的有通关散等。

通关散（《中华人民共和国药典》）

【组成】猪牙皂500g，鹅不食草250g，细辛250g。

【制法用法】粉碎成细粉，过筛混匀即得。每瓶装1.5g。每用少许，吹鼻取嚏。

【功效】通关开窍。

【主治】用于突然气闭昏厥，牙关紧闭，不省人事。

第二节　搽擦法

擦法始见于《内经》，《素问·血气形志》曰："经络不通，病生于不仁，治之于按摩醪药。"醪药就是用来配合按摩而涂搽的药酒。搽擦药可直接涂搽于伤处，或者在施行理筋手法时用以配合推擦等手法，或在热敷熏洗后进行自我按摩时涂擦。一般根据赋形剂的不同，分为酒剂和油剂（包括油膏）两类。

一、酒剂

中药酒剂，又称药酒，是根据医疗、调剂、制剂需要而建立的剂型之一，指中药材经蒸馏酒浸提成分而制成的澄清液体剂型。药酒多供内服，少有外用，并可加糖或蜂蜜矫味和着色。早在我国的医药典籍《内经》中就专门论述了药酒的制法和作用等内容。由此可见，药酒是一种传统的中药剂型，具有悠久的历史。

炮制中药所用的酒，传统是指黄酒，其用量为药材重量的3～10倍，但因其杂质较多，目前临床多采用符合国家药典质量标准的白酒为溶媒，药材的多种有效成分皆易溶于白酒中，用于治疗风寒湿痹，具有祛风活血、散风止痛作用的方剂制成酒剂效果更佳。现在常用的方法是将药物置于75%酒精或白酒中浸泡。

制作药酒有冷浸法、热浸法、煎膏兑酒法、淬酒法，酿酒法等多种方法，其中以冷浸法最为简便。可将按处方配齐的洁净饮片或药材粗末置于陶瓷罐或带塞盖的玻璃器皿中，加入适量的酒，根据药材吸水量的大小，按1:3至1:10的比例配制，密封浸泡，每天或隔天振荡一次，14～20天后用纱布过滤，去掉药渣即成。

药酒外用，主要是用于运动系统的损伤治疗。使用时，应先用药酒涂擦患处，然后在患处及其周围反复按、揉、抚摩，并配合捏压、弹拨、捋顺、旋转等辅助手法，以提高疗效。涂擦时以温擦为宜，这样有利于药酒渗透到皮下组织，发挥药物活血化瘀、消炎止痛的功效。按摩时间每次约15～20分钟，每日一次

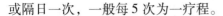

或隔日一次，一般每 5 次为一疗程。

酒剂按功效分类，有活血止痛类、舒筋活络类、温经通络类。

1. 活血止痛类

凡跌打损伤各期，局部肿痛者，均可用消瘀止痛之剂，使瘀散肿消痛解。常用的药酒有正骨水、风伤擦剂、活血酒、跌打酒等。

正骨水（《中华人民共和国药典》）

【组成】九龙川、木香、海风藤、土鳖虫、豆豉姜、猪牙皂、香加皮、莪术、买麻藤、过江龙、香樟、徐长卿、降香、两面针、碎骨木、羊耳菊、虎杖、五味藤、千斤拔、朱砂根、横经席、穿壁风、鹰不扑、草乌、薄荷脑、樟脑。

【制法】以上 26 味，除徐长卿、两面针、降香、薄荷脑、樟脑及部分五味藤外，其余九龙川等 20 味及剩余五味藤置回流提取罐中，加入乙醇 1000mL 及水适量，密闭，加热回流 7 小时后进行蒸馏，收集蒸馏液约 1200mL。取徐长卿、两面针、降香、五味藤 4 味分别粉碎成粗粉，加入上述蒸馏液中搅匀，浸渍 48 小时。取浸渍液加入薄荷脑、樟脑，搅伴使溶解，滤过，调整总量至 100mL 即得。

【功效】活血祛瘀，舒筋活络，消肿止痛。

【主治】用于跌打扭伤，以及体育运动前后消除疲劳。

【用法】用药棉蘸药液轻搽患处；重症者用药液湿透药棉敷患处 1 小时，每日 2～3 次。

息伤乐酊（中成药）

【组成】防风 40g，白芷 40g，草乌（银花、甘草炙）20g，三七 9g，肉桂 20g，大黄 20g，血竭 20g，鸡血藤 60g，艾叶 40g，透骨草 75g，地黄 30g，薄荷油 15g，樟脑 30g，紫草 40g，雄黄 40g。

【制法】以上 18 味，除血竭、冰片、薄荷油、樟脑、三七、雄黄分别研成细粉外，将其余草乌等 12 味粉碎成粗粉，与上述三七、雄黄细粉混匀。用 75% 乙醇作溶剂，浸渍上述药粉 48 小时后，缓缓渗漉，收集渗滤液 2800mL，再加血竭、冰片、薄荷脑、樟脑、二甲基亚砜 100mL，搅匀。用 75% 乙醇调整至 3000mL，静置，取上清液，灌装，即得。

【功效】活血化瘀，消肿止痛。

【主治】用于急性扭挫、跌仆筋伤引起的皮肤青紫，瘀血不散，红肿疼痛，活动不利；亦可用于风湿痹痛。

【用法】将患处洗净，涂擦，一次 2 ~ 5mL，一日 3 ~ 5 次；皮下瘀血肿胀严重者可用纱布浸药液，湿敷患处。

风伤擦剂（《中国当代中医名人志》）

【组成】生川乌、生草乌、生南星、生半夏、川红花、川芎、当归尾各 15g，桃仁、白芷、木瓜、乳香、没药、威灵仙各 20g，川椒 12g，肉桂 10g，泽兰 15g，樟脑粉 20g，冬青油适量，75% 酒精 1500mL。

【制法】将前 16 味共研为粗末，置容器中，加入 75% 酒精，密封。浸泡 1 个月后开封，再加入樟脑粉、冬青油搅拌溶化，贮瓶备用。

【功效】活血散瘀，消肿止痛。

【主治】跌打损伤，筋肉肿痛。

【用法】外用。每取此药酒适量涂擦患处，日涂擦 3 ~ 4 次。

活血酒（《中国当代中医名人志》）

【组成】当归、川芎各 15g，白芷、桃仁、红花、丹皮、乳香、没药各 9g，泽泻 12g，苏木 12g，白酒 1500 ~ 2000mL。

【制法】将前 10 味捣为粗末，置容器中，加入白酒，密封，浸泡 7 天后，过滤去渣，即成。

【功效】活血止痛，逐瘀消肿。

【主治】跌打损伤。

【用法】口服。每次服 10 ~ 15mL，日服 3 次。

广西跌打药酒（广西验方）

【组成】赤芍 13g，当归 10g，生地黄、莪术、刘寄奴、三棱、泽兰、泽泻、川芎、桃仁各 8g，红花、苏木各 6g，土鳖虫 4g，三七 1g，白酒 1kg。

【制法】将上药捣碎，与白酒同置入容器中，密封浸泡 45 天以上，过滤后即可服用。

【功效】消积，散瘀，止痛。

【主治】适用于跌打撞伤，积瘀肿痛，闪挫腰痛，扭伤，关节痛。

【用法】早、晚各 1 次，每次 10 ~ 15mL。亦可外用涂擦患处。

复方红花酊（《中医制剂汇编》）

【组成】乳香、没药各 27g，五加皮、川乌、草乌、川红花、木通、伸筋草、桃仁、威灵仙、当归、川续断各 63g，40% 乙醇 4500mL。

【制法】将前 12 味捣碎，置容器中，分两次加入 40% 乙醇，密封，浸泡。第一次用乙醇 2500mL 浸泡 4 天，过滤；第二次将药渣用乙醇 2000mL 浸泡 3 天，过滤。合并两次滤液，静置即得。

【功效】散瘀消肿。

【主治】跌打损伤。

【用法】外用。取此药酒揉擦患处，日擦 1 ~ 2 次。

2. 舒筋活络类

凡跌打损伤和扭挫伤的中后期，以及风湿痹痛均可用舒筋活络酒剂治疗，常用伤筋药水、追风活络酒等。

伤筋药水（《中医伤科学讲义》）

【组成】生草乌 120g，生川乌 120g，羌活 120g，独活 120g，生半夏 120g，生栀子 120g，生大黄 120g，生木瓜 120g，路路通 120g，生蒲黄 90g，樟脑 90g，苏木 90g，赤芍 60g，红花 60g，生南星 60g，白酒 10kg，米醋 2.5kg。

【制法】上药在酒、醋中浸泡 7 天，严密盖闭，装入瓶中备用。

【功效】活血，通络，止痛。

【主治】筋络挛缩，筋骨酸痛，风湿麻木。

【用法】患处热敷或熏洗后，用棉花蘸本品轻擦，每日 3 ～ 5 次。

追风活络酒（《药酒汇编》）

【组成】红曲、紫草、独活、红花、天麻、补骨脂（盐制）、血竭、川芎、乳香、没药、秦艽各 20g，当归、防风各 30g，木瓜、杜仲（盐制）、牛膝、北刘寄奴、制草乌、土鳖虫、白芷各 10g，麻黄 30g，白糖 800g，白酒 1500mL。

【制法】血竭、乳香、没药共研成细末，过筛混匀，余 18 味除红曲、紫草外，酌予碎断。各药与白酒、白糖同置罐内，于水浴中加热煮沸后，再入缸中，密封。浸泡 30 天后，滤取酒液，残渣压榨后回收残液中的酒液，合并滤过，贮瓶备用。

【功效】追风散寒，舒筋活络。

【主治】受风受寒，四肢麻木，关节疼痛，风湿麻痹，伤筋动骨等症。

【用法】口服。每次服 10 ～ 15mL，日服 2 次。

3. 温经通络类

凡跌打损伤后期，残瘀未尽，或风寒湿邪乘虚而入，留滞经脉，或正气虚弱，寒痰湿毒侵袭筋骨而成阴疽、流注等，均可用温经通络酒剂治疗，常用跌打风湿药酒、复方消炎止痛搽剂等。

跌打风湿药酒（《药酒汇编》）

【组成】五加皮 50g，红花、生地黄、当归、怀牛膝、栀子、泽兰各 40g，骨碎补、伸筋草、千斤拔、枫荷桂、羊耳菊、海风藤各 80g，细辛、桂枝、陈皮、苍术、木香各 30g，茯苓、甘草各 50g，九里香、过江龙各 160g，麻黄 20g，白酒 16L。

【制法】将前 23 味捣为粗末，置容器中，加入白酒，密封，浸泡 30 天后，过滤去渣，即得。

【功效】祛风除湿，活血散瘀。

【主治】跌打损伤，风湿骨痛，风寒湿痹，积瘀肿痛等。

【用法】口服。每次服 15mL，日服 2 次。亦可外用，涂擦患处。

复方消炎止痛搽剂（《新医学》）

【组成】草乌（或乌头）、红根（或生南星、海芋）各 1000g，姜黄、天文草（或血满草）、土三七（或七叶一枝花）、山栀、荜茇、黄柏、韭菜根、乳香、没药各 500g，紫菀、八角枫、苏木、茜草、扁竹兰（或射干）各 200g，百灵草、毛茛、雷公藤、青骨藤、四块瓦各 300g，五香藤、商陆各 100g，冰片 50g，75% 乙醇 45kg。

【制法】将前 24 味研成粗末，置容器中，加入 75% 乙醇一半浸泡 10 天后，滤过；余渣再加 75% 乙醇一半浸泡 5 天后，过滤。两次滤液合并，静置，滤过，贮瓶备用。

【功效】消炎止痛。

【主治】跌打损伤，风湿麻木，无名肿毒，毒虫咬螫及虫牙痛。

【用法】外用。用纱布或棉球蘸药酒，揉擦患处及穴位，每次揉擦 10 ~ 20 分钟，每日 1 ~ 2 次。无名肿毒、毒虫咬螫，只涂擦患处，不揉按。虫牙痛，用一小棉球蘸药酒填塞虫牙处，片刻吐出。

外用药酒时应注意以下几点：

（1）外用药酒多数含有有毒的药物，因而除少数外切忌内服，以免引起中毒反应。

（2）按摩手法宜先轻后重，临近结束时再逐渐减轻。

（3）软组织损伤在 2 天内出现局部出血、红肿，如果在患处用力按摩，会使症状加重，故不宜使用。

（4）用药酒按摩握拿组织时，注意不要直接按擦骨凸部，以免损伤骨面的软组织和骨膜组织而加重病情。

（5）药酒按摩方法不宜用于新鲜的骨折、关节脱位、表皮破损，有严重心、肝、肺、肾疾患者也应禁止用该法治疗。

（6）对骨肿瘤、骨结核、软组织化脓性感染等，只可在疼痛较重处表面涂抹，不要推拉重压，以免病灶扩散。

（7）在伤痛部位有皮肤破损时，不宜将药酒直接涂抹在伤口上，因为外用药中有毒成分较多，受伤后的皮肤由于角质层的保护力降低，可能会造成中毒。

（8）当皮肤出现发痒、潮红、出疹子、起水疱等过敏现象时，应立即停止使用外敷物质，并请皮肤科医师会诊，千万不要自行进一步使用。

二、油膏与油剂

油膏是将药物与油类煎熬或捣匀成膏的制剂，具有温经通络、消散瘀血的作用，适用于关节筋络寒湿冷痛等证。常用的油膏有跌打万花油、活络油膏、伤油膏等。

目前，油膏的基质有猪脂、羊脂、松脂、麻油、黄蜡、白蜡及凡士林等，在应用时，有柔软、滑润、无板硬黏着不舒的感觉等优点，尤其是凹陷折缝之处的病灶或大面积的溃疡，使用油膏更为适宜，故近代医者常用油膏来代替膏药。

由于油膏方剂的组成不同，具体运用时应根据疾病的性质和发病阶段有针对性地进行选择。如金黄油膏、玉露油膏适用于阳证肿疡、肛门周围痈疽等病；冲和膏适用于半阴半阳证；回阳玉龙油膏适用于阴证；生肌玉红膏功能活血去腐、解毒止痛、润肤生肌收口，适用于一切溃疡腐肉未脱，新肉未生之时，或日久不能收口者；红油膏功能防腐生肌，适用于一切溃疡；生肌白玉膏功能润肤生肌收敛，适用于溃疡腐肉已净，疮口不敛者，以及乳头皲裂、肛裂等病。

使用油膏要注意以下几点：

（1）凡皮肤湿烂，疮口腐化已尽，摊贴油膏应薄而勤换，以免脓水浸淫皮肤，不易干燥。油膏用于溃疡腐肉已脱、新肉生长之时，也摊贴宜薄，若过于厚涂则会使肉芽生长过剩而影响疮口愈合。

（2）涂抹药膏前，先用温水把双手和患处洗净，等皮肤半干后，再将药膏轻轻地均匀抹在患处，使药膏在患处形成薄薄的一层药物膜，并轻轻按摩 1～2 分钟以利于药物的吸收。

（3）涂抹外用药的频率不用太高。皮肤外用乳膏通常每天涂抹两次即能够保持一天的药效，不必增加用药频率。

（4）当皮肤出现发痒、潮红、出疹子、起水疱等过敏现象时，要及时把外用药物清洗干净，停止使用所有的外敷物，并请皮肤科医师会诊，千万不要自行进一步使用，搽得越多，皮肤发炎或再过敏的机会越大。

（5）在伤痛部位有皮肤破损时，不宜将外伤用药直接涂抹在伤口上，因为外用药中有毒成分较多，由于受伤后皮肤角质层的保护力降低，可能会造成中毒。

跌打万花油 [《广东省药品标准》(1982 年)]

【组成】蔓荆子、木棉花、野菊花、葛花、大蒜、葱、松节油、白缪香、红花、苏木、马钱子（炒）、樟脑油、薄荷脑、水杨酸甲酯、入地金牛、田基黄、血竭、钱包金、甘菊、海风藤、伸筋草、土田七、过塘蛇、蜡梅花、扁柏叶、大风艾、乌药、大黄、泽兰、威灵仙、金银花、九节茶、寮刁竹、大罗伞、木棉皮、防风、蛇床子、羊蹄草、声色草、谷精草、倒扣草、山慈菇、山白芷、瓜子菜、刘寄奴、水翁花、马齿苋、无名异、皂角、白芷、黄连、茴香油、白树油、桉叶油、红花油、油松节、柳枝、红花、九层塔、栀子、旱莲草、蓖麻子、大风子、还魂草、辣蓼、三棱（制）、莪术（制）、莲叶、白背木耳、丁香油、牡丹皮、赤芍、蒲黄、桃仁、白及、柚皮、青皮、陈皮、黄连、骨碎补、苍耳子、川芎、姜皮、砂仁、草豆蔻、肉豆蔻、羌活、独活、白胡椒、荜茇、香附、紫草、天南星、丁香、紫草茸。

【制法】用茶油制成，每瓶 10mL。

【功效】活血祛瘀，行气止痛，消肿止血，祛风去湿，清热解毒，收敛生肌。

【主治】跌打损伤、烫伤、刀伤出血、鼻出血等，或损伤出血，以及风湿痹痛、筋骨不利诸证。

【用法】外擦或外敷涂擦患处。

活络油膏（《中医伤科学讲义》）

【组成】红花60g，没药60g，白芷60g，当归240g，白附子30g，钩藤120g，紫草60g，栀子60g，黄药子30g，甘草60g，刘寄奴60g，丹皮60g，生地黄240g，制乳香60g，露蜂房60g，大黄120g，白药子30g。

【制法】上药置大铁锅内，再放入麻油4500g，用文火将药炸透存性，过滤去滓，再入锅内武火烧熬，放黄蜡1500g，梅片

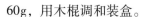

60g，用木棍调和装盒。

【功效】活血通络。

【主治】伤筋结块，或损伤后期软组织硬化或粘连。

【用法】用手指蘸药搽患处。

伤油膏（《中医伤科学讲义》）

【组成】血竭 60g，红花 6g，乳香 6g，没药 6g，儿茶 6g，琥珀 3g，冰片 6g（后入），香油 1500g。

【制法】前 7 味为细末，后入冰片再研，将其溶化于炼过的油内，再入黄蜡收膏。

【功效】止痛，活血，消肿。

【主治】跌打损伤，筋骨肿痛。

【用法】以指蘸药，在患处揉擦。

第三节　熏洗湿敷法

一、熏洗法

熏洗疗法是利用药物煎汤的热蒸汽熏蒸患处，待药液温后淋洗局部的一种治疗方法。它是借助药力和热力，通过皮肤黏膜作用于肌体，促使腠理疏通，脉络调和，气血流畅。药液的淋洗能洁净疮口，祛除毒邪，从而达到治疗疾病的目的。此法通常由患者自己进行或在家人帮助下进行，具有发汗解表，活血通络，清热解毒，祛腐生肌，祛病延年，美容等疗效。

熏洗疗法是伤科常用的治疗方法。早在《五十二病方》中就记载，治疗外伤疾病有用以外敷的药剂，有煎汤外洗的洗剂，有燃烧熏治的熏剂，有蒸葱熨治的熨剂，以及灸剂。《内经》中也有"热汤洗浴""烫熨"和"浴法"的记载，如《素问·阴阳应象大论》中说："其有邪者，渍形以为汗。"热敷熏洗古称"淋拓""淋渫""淋洗""淋浴"。在骨伤科领域，现存最早的伤科专书《仙授理伤续断秘方》已提出了"凡肿是血伤，用热药水泡洗"的观点。熏洗法作为中医药外治的特色疗法之一，具有方便、有效、副作用小、应用范围广泛的特点，在治疗骨关节疾病，尤其是伤筋疾患方面发挥着重大作用。

马王堆汉墓出土的《五十二病方》中已载有熏洗方8首。张仲景《金匮要略》曰："蚀于下部则咽干，苦参汤熏洗之。"晋代葛洪《肘后备急方》有"渍之""淋洗"的论述。唐代《千金翼方》《外台秘要》中，熏洗疗法已推广应用于痈疽、瘾疹、白屑、丹毒、漆疮、烫伤、冻疮、手足皲裂及妇科、眼科疾病。宋代《太平圣惠方》有熏洗方163首，其中眼科方24首，治疗阴疮、阴部湿疹24首，治疗扭伤骨折11首。金元时期张子和把熏洗疗法列为治病之大法。齐德元《外科精义》有"溻渍疮肿法"专论："疮肿初生，经一二日不退，即须用汤水淋射之，其在四肢者溻渍之，其在腰腹背者淋射之……稍凉，则急令再换，慎勿冷用。"明代《外科正宗》《证治准绳》《景岳全书》《外科启玄》《奇效神书》等著作中都对本疗法有所阐述。清代吴师机将熏洗分为熏法、蒸法、淋法、坐浴和烫熨等法。熏洗法主要是通过湿热药液熏蒸洗浴的方法来治疗疾病，有别于熏蒸疗法单纯以药液的热蒸汽熏蒸治疗疾病。

1. 操作方法

按病证配制处方，经煎煮后，倒入容器，外罩布单，将患部与容器盖严，进行熏疗，药液不烫时再进行淋洗、浸渍。本疗法一般每日1~2次，每次20~30分钟。

（1）热用熏洗法：趁煎好的药液热气蒸腾时，边熏边用药洗患处，待药液变冷为止。本法具有舒松关节筋络、疏导腠理、疏通气血、活血止痛的作用，适用于关节强直拘挛、酸痛麻木或损伤兼夹风湿者，也用于感冒发热、跌打损伤、痘疹出而不爽等病症。

（2）温用熏洗法：待煎好的药液温热时，只洗患处而不熏。一般用于湿疹、癣及妇女阴道疾病。

按作用部位，本疗法可分为全身熏洗法和局部熏洗法。局部熏洗法又可细分为手部熏洗法、足部熏洗法、眼熏洗法，坐浴熏洗法等。

2. 作用机理

现代医学研究证明，温热的刺激能促进网状内皮系统的吞噬功能，有促进新陈代谢等作用。

皮肤是人体最大的器官，除有抵御外邪侵袭的保护作用外，还有分泌、吸收、渗透、排泄、感觉等多种功能。中药熏蒸疗法就是利用皮肤这一生理特性，使药物通过皮肤表层吸收、角质层渗透和真皮层转运进入血液循环而发挥药效。皮肤的吸收渗透强度与湿度有关，药汽的湿度正好增强吸收渗透的效果。

熏洗时湿润的药液能加速皮肤对药物的吸收，同时使皮肤温度升高，皮肤毛细血管扩张，促进血液和淋巴液的循环，有利于血肿和水肿消散。

药汽的温热刺激还使毛孔开放，全身出汗，让体内"邪毒"随汗排出体外，既扶元固本又消除疲劳，给人以舒畅之感；同时，又能刺激皮肤的末梢神经感受器，通过神经系统形成新的反射，从而破坏原有的病理反射联系，达到治愈疾病的目的。药汽在由下至上循行的途径中，还同时渗透穴位，疏通经络，所谓"通则不痛，痛则不通"，故能益气养血，调节机体阴阳平衡。

3. 适应证

最初，熏洗法多用于外科疾病及皮肤、外伤病证的治疗，随着外治法的不断改进和发展，其治疗范围愈来愈广。现在，熏洗的治疗范围已扩大到内科、妇科、男科、儿科、五官科等各科疾病，特别是在治疗老年病及美容方面具有较理想的疗效。

（1）骨伤类疾病：中药熏蒸对颈椎病、腰椎间盘突出症及肩周炎的疗效很好，尤其是对缓解急性腰椎间盘突出症和急性腰扭伤的疼痛疗效显著。中药熏蒸对治疗骨折后的疼痛、肿胀、痉挛、僵硬效果很好，并能加快软组织损伤的愈合。

（2）风湿类疾病：中药熏蒸治疗风湿、类风湿关节炎疗效确切，对减轻关节肿胀，防止滑膜纤维化，修复关节强直畸形有明显作用。中药熏蒸对早、中期强直性脊柱炎的脊柱僵硬有很好的改善作用。

（3）内科疾病：中药熏蒸对治疗感冒、寒胃性痛、神经衰弱性失眠、慢性肠炎、肾病尿毒症、便秘等病疗效显著，对中风后遗症、糖尿病及周围血管病变引起的肢体感觉障碍、中风及截瘫引起的肌张力增高有很好的疗效。

（4）美体香熏减肥：中药熏蒸可使皮肤毛细血管扩张，促进血液及淋巴液循环，增加能量消耗，促进脂肪分解，同时中草药中含有的生物碱、氨基酸、维生素、天然香料等经透皮吸收，可提高皮肤免疫力，保护表皮细胞，保持皮肤弹性，延缓衰老，清除多余脂肪，从而起到减肥、美体和香肤的作用。

（5）亚健康：亚健康又称疲劳综合征，其基本特征是身体无明显疾病，但人的活力降低，反应能力减退，适应能力下降，疲劳乏力，头晕，腰酸背痛，精神不振，注意力不集中，甚至烦躁不安，失眠，生活质量和工作质量明显下降。中药熏蒸可明显改善亚健康导致的疲劳、乏力、头晕、失眠、腰酸背痛等症状，使亚健康人群重返健康。

4. 常用方药

常用的熏洗方药可分为新伤瘀血积聚熏洗方及陈伤风湿冷痛熏洗方两种。

海桐皮汤（《医宗金鉴》）

【组成】海桐皮、透骨草、乳香、没药各二钱（6g），当归（酒洗）一钱半（4.5g），川椒三钱（9g），川芎、红花各一钱（3g），威灵仙、白芷、甘草、防风各八分（2.4g）。

【用法】共为粗末，装布袋内，扎口煎汤，熏洗患处。亦可内服。

【功效】活血散瘀，通络止痛。

【主治】一切跌打损伤，筋翻骨错，疼痛不止；寒湿瘀阻经脉之疼痛症。

旧伤洗剂（《林如高正骨经验》）

【组成】生草乌、生川乌、三棱、莪术、泽兰、肉桂、当归尾、桃仁、红花、乌药各9g，羌活、独活、牛膝各15g。

【用法】煎水熏洗。

【功效】活血祛瘀，舒筋活络，祛风止痛。

【主治】久伤蓄瘀作痛。

骨科外洗一方（《外伤科学》）

【组成】伸筋草30g，钩藤30g，金银花藤30g，王不留行30g，刘寄奴15g，防风15g，大黄15g，荆芥10g。

【用法】煎水熏洗。每日1剂，熏洗2次。

【功效】活血通络，舒筋止痛。

【主治】损伤后筋肉拘挛，关节功能欠佳，痹痛麻木或外感风湿作痛等。用于骨折及软组织损伤中后期或骨科手术后解除外固定，能进行功能锻炼者。

骨科外洗二方 (《外伤科学》)

【组成】桂枝 15g, 威灵仙 15g, 防风 15g, 五加皮 15g, 细辛 10g, 荆芥 10g, 没药 10g。

【用法】煎水熏洗, 肢体可直接浸泡, 躯干可用毛巾湿擦, 但注意防止水温过高引起烫伤。

【功效】活血通络, 祛风止痛。

【主治】损伤后期肢体冷痛、关节不利, 以及风寒湿邪侵注, 局部遇冷则痛增, 得温稍适的痹证。

五加皮汤 (《医宗金鉴》)

【组成】当归 (酒洗)、没药、五加皮、芒硝、青皮、川椒、香附各三钱 (9g), 丁香一钱 (3g), 麝香一分 (0.3g), 青葱三根, 地骨皮一钱 (3g), 丹皮二钱 (6g)。

【用法】水煎滚, 熏洗患处。煎水外洗, 可去麝香, 以白芷代之。

【功效】舒筋和血, 消瘀定痛。

【主治】伤患后期, 瘀阻筋骨肌肉疼痛。

二、湿敷法

湿敷法是用纱布或清洁毛巾 (一般用两块交替使用) 浸吸药液敷于患处的一种治法。湿敷洗涤古称渍渍、洗伤等。从现有文献看, 湿敷 (渍) 方首见于《肘后备急方》, 该书载: "又丹痈疽始发, 浸淫进长, 并少小丹擒方。"《刘涓子鬼遗方》称本方为"擒汤方", 并叙述有"令极冷, 擒肿上"及"温洗疮上……令恒湿"的冷敷和热敷两种方法。至唐代孙思邈所著《备急千金要方》已载有数种渍方, 如"擒肿方", "治痈疽始作, 肿赤焮热长甚速方", "升麻擒汤方", "大黄擒洗方"等。该书对于具体应用方法也有论述, "故帛四重内汁中", "擒肿上, 干易之, 日夜

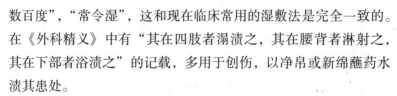

数百度""常令湿",这和现在临床常用的湿敷法是完全一致的。在《外科精义》中有"其在四肢者溻渍之,其在腰背者淋射之,其在下部者浴渍之"的记载,多用于创伤,以净帛或新绵蘸药水渍其患处。

现临床上把药物制成水溶液,供创口或感染伤口湿敷洗涤用。此法有抑制渗出,收敛止痒,消肿止痛,控制感染,促进皮肤愈合等作用。

1. 操作方法

把所选药物浸泡,煎汤取汁,将5～6层纱布置于药液中浸透,挤去多余药液后,敷于患处。一般每1～2小时换一次即可,如渗液不多,可4～5小时换一次。

2. 适应证

湿敷法适用于体表感染,炎性或渗出性皮肤病,烧伤、烫伤等。

3. 注意事项

(1) 纱布从药液中捞出时,要拧挤得不干不湿,恰到好处。过干了效果不好,过湿了药液漫流。

(2) 药液不要太烫,防止烫伤。

(3) 药物组成可根据不同的疾病做适当的调整和化裁。

(4) 在应用湿敷疗法的同时,还可根据病情,适当配合熏洗、药物内服和针灸等疗法,以增强疗效。

4. 常用方药

一味消肿汤（《中药贴敷疗法》）

【组成】黄芩6g。

【制法用法】将晒干的黄芩切碎,投入500mL水中,火煎20分钟过滤;然后放入无菌纱布浸泡3天,即得黄芩纱条敷料。将患处用双氧水消毒后,覆上黄芩纱条,再覆以消毒纱布,用胶布固定，每日2次，2日一疗程。

【功效】清热解毒，消肿止痛。

【主治】痈、疽、疔、疖。

干姜乌头汤（《中药贴敷疗法》）

【组成】干姜60g，乌头20g，干辣椒30g，木瓜25g。

【制法用法】上药加水2000mL，煮30～40分钟，趁热熏患部，水温后以药汁浸纱布热敷患部，反复2～3次，每日2次，7天一疗程。

【功效】散寒止痛。

【主治】寒痹型坐骨神经痛。

蛋姜水（《新中医》）

【组成】干姜粉10g，生姜汁40mL。

【制法用法】上药经高压灭菌后，取蛋清60mL，生理盐水400mL，和好搅匀，用纱布敷料在配好的溶液里浸泡后取出，敷于疮面，隔2～4小时换药一次或连续湿敷即可，10天一疗程。

【功效】温经活血敛疮。

【主治】褥疮。

另外，临床常用的湿敷方还有野菊花煎水、2%～20%黄柏溶液，以及蒲公英鲜药煎汁等。

第四节　热熨法

热熨法是一种热疗方法，又称为烫熨法，自古以来就在民间广为流传。自祖先在陶瓷钵内装上烧红的木炭，在人体疼痛的部位进行烫熨治疗开始，这种疗法在我国应用有五千年以上的历史（从仰韶和半坡出土的文物中有烫熨工具的实物）。最早的文字记载始见于《素问·调经论》："病在骨，淬针药熨。"《韩非子·

喻老》："疾在腠理，汤熨之所及也。"《素问·血气形志》："形苦志乐，病生于筋，治之以熨引。"《史记·扁鹊仓公列传》中记述了秦越人用熨法治疗虢太子的尸厥病，司马贞《史记索隐》："毒熨，谓毒病之处以药物熨帖。"清代对烫熨疗法已有较详尽的论述。

热熨法是选用温经祛寒、行气活血止痛的药物，加热后用布包裹，热熨患处，然后在患者身上的特定部位来回移动或反复旋转按摩，借助其热力作用于局部，适用于不易外洗的腰脊躯体之新伤、陈伤。其法操作简便，适应证广，副作用小，对某些疾病有独特疗效，早在《普济方·折伤门》中就有"凡伤折者，有轻重浅深久新之异，治法亦有服食淋熨贴焙之殊"的记载。但是，民国时期由于政府歧视排斥中医，使这一疗法流散于民间。近几十年来，国家十分重视民间医药的挖掘、继承、整理和研究工作，使该疗法更趋完善，适用于骨伤科许多临床病症的治疗，在民间应用十分广泛。

热熨为何能治病呢？中医理论认为，人体若要健康无病，必须经络通畅，气血调和，阴阳平衡，而热熨通过温热刺激和药物协同效应，能畅通经络，调和气血，平衡阴阳，改变机体的病理状态。现代医学研究发现，热熨能使皮肤和皮下组织的细小血管扩张，从而改善局部和全身的血液循环，并减轻内脏充血。

热熨法的适应证有风寒湿痹、关节肿痛、骨质增生、神经痛、腰椎间盘突出、脘腹痛、泄泻等。常用的热熨法有以下几种。

1. 铁屑加醋热熨法

取工厂机床刨下的纯生铁屑，用醋或 5% 稀盐酸，按比例掺入，即 5kg 的铁屑加入 250mL 的食醋或 5% 的稀盐酸溶液，充分搅拌均匀。配好后，放置 15 分钟，便可装入布袋内。每袋装

750g，布袋大小约 25cm×20cm，最好用粗布或帆布制成，以防磨破。然后将装好的药袋重叠地放在一起，用棉垫保温，待发热至 50℃时即可用于治疗。

铁屑加醋热熨疗对肚腹冷痛、关节酸痛、妇女痛经、夜间小腿抽筋、坐骨神经痛等症有缓解作用。

使用铁屑加醋热熨疗法时，需注意以下几点：

（1）醋的浓度必须适宜，过浓或过稀都会影响铁屑发热。在使用醋时，最好先做试验，以确定哪一种浓度合适。一般陈醋的醋酸浓度高，因此加入醋量应该少些；反之，如果醋的质量差、醋酸浓度较低，则加入的醋量应该多些。

（2）应用铁屑加醋热熨法的铁屑可以重复使用，但使用 3~4 次后，需用铁筛除去已氧化的铁粉。一般情况下，铁屑可重复使用 10 次左右，但每次都应加进适量的新铁屑，以确保治疗效果。

（3）每次治疗结束后，都需及时清洗布袋，防止布袋被醋酸侵蚀腐坏。

2. 坎离砂热熨法

坎砍离砂由净铁末 50kg，米醋 3kg，防风 400g，当归 300g，川芎 400g，透骨草 400g，加清水 3kg 配制而成。本法与铁屑加醋热熨法相比，又进了一步，里面加有中草药，通过发热，可充分发挥其药物效能，具有良好的解痉、活血化瘀、祛风散寒、止痛消肿等功效，用治慢性风湿性关节炎、慢性肺炎、肥大性脊椎炎、肌肉纤维组织炎、腰肌劳损、关节扭挫伤、关节手术后功能障碍、神经痛、慢性腰痛等。

3. 葱熨法

根据受伤部位的大小，取葱白 150~250g，切碎，然后杵烂，并立即放锅中炒热。热度应以皮肤能够耐受为准，然后取出敷于施治部位上。冷却后，可再炒热继续熨烙，如此反复 2~3 次。

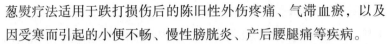

葱熨疗法适用于跌打损伤后的陈旧性外伤疼痛、气滞血瘀，以及因受寒而引起的小便不畅、慢性膀胱炎、产后腰腿痛等疾病。

跌打损伤致肿胀疼痛等应用本法时，需在受伤 24 小时以后再行葱熨。刚刚发生损伤时，不宜应用此法。对于跌打损伤后瘀积不散，甚至血瘀化热，出现脓肿及全身发热比较明显的病人，也不适合葱熨。

4. 姜熨法

取鲜生姜 250g，洗净捣烂，挤出姜汁，用碗装好。再把姜渣炒熟，用布裹，在患处来回熨。姜凉后，可在姜渣中加些姜汁，炒热再熨。此法最适于胸膈胀满、风湿性腰腿痛、软组织挫伤等。

5. 蚕砂熨法

取蚕砂 500g，黄酒 200mL 搅拌均匀，分装在 2 个布袋内，放入开水锅内的竹笼上蒸 10 分钟，然后取出，趁热熨烙患处或四肢关节。也可应用炒法，将蚕砂炒热后，再加黄酒拌炒，装袋熨烙。本法活血止痛，对风湿性关节酸痛有显著疗效。

6. 砖熨法

取青砖 2 块，放于炉口烧红，待砖不烫手时，即用布包好。先在患处垫上 4～5 层旧布，然后把热砖放上去，随着砖热减弱，逐渐抽掉垫布。也可在热砖下放葱白、姜片，或扎上一条浸透陈醋的毛巾，醋浸毛巾上放热砖熨烙，可以充分发挥陈醋的作用。砖熨常用于手足疾患的治疗：放置葱姜熨烙，多用于手足部跌打损伤后的陈旧性外伤疼痛；用醋浸毛巾砖熨，常用于手部或足部的关节酸痛。

7. 瓶熨法

用 500mL 的医用盐水空瓶装满热开水，先在患处放上一个装满葱白切成丝的布袋，布袋上再放一块厚布，然后放上热水瓶做局部熨烙。开始时瓶的热度较高，可用手垫上干布或戴上绒手套拿热水瓶做一起一落的反复熨烙，瓶内热度降低后，可将瓶放于患处不动，进行固定熨烙。瓶熨常用于治疗跟骨刺引起的疼痛，也适用于一般性腹痛。

8. 盐熨法

取食盐 250g，爆炒加热后，加入陈醋 200mL，随洒随炒，将醋均匀地加入锅内后，再炒半分钟。然后马上将盐装入布袋，将袋口扎紧，放于患处熨烙。此法可缓解痉挛，用治妇女痛经、夜间小腿抽筋和坐骨神经痛等症。单纯盐熨可治疗胃痛、腹痛。

热熨法禁忌证：①凡热性病、高热、神昏、谵语、神经分裂症患者，以及局部无知觉者均不可用本法。②有出血性疾病，如血小板减少性紫癜、过敏性紫癜、月经过多、崩漏等，不宜用本法。

注意事项：①热熨时，尤其要防止局部烫伤。开始时熨器热度过高，应采用起伏放置式熨烙，或者加厚垫布。②随时观察皮肤有无潮红、水泡；若烫伤，应立即停止热熨，局部涂以烫伤的药物。③热熨后，病人可在室内散步，但暂时不得外出，要注意避风，防止着凉。

第五节　药　条

药条是用于治疗创伤感染、疮疡溃后或骨病形成窦道，疮口腐肉不去，新肌难生者的一种外治法，一般将桑皮纸或者绵纸捻成细条状，粘上化腐拔脓的药粉制成。药条的作用是腐蚀瘘管壁，引流脓液或死骨，适用于深小伤口感染和附骨疽或骨痨形成瘘管者，供插入瘘管用。

常用的拔毒祛腐药有红升丹、白降丹与三品一条枪，可治脓腐未尽，瘘管形成诸症。但红升丹祛腐力较强，适用于一切疮疡溃后脓腐难去，疮口不收，胬肉突起者。有时根据情况，需要减轻腐蚀之力时，常在红升丹中加入一定比例的煅石膏，配制成九一丹、八二丹、七三丹外用。白降丹腐蚀力较红升丹更强，既可用于痈疽发背、一切疔毒初起成脓者，又可用于痈疽腐烂溃后，故被称为"夺命之灵丹"。三品一条枪功专化腐引流，适用于瘘管窦道之疾。

红升丹（《中华本草》）

【组成】汞（药材基源为水银、火硝、白矾、朱砂、雄黄、皂矾制炼而成的红色氧化汞）992g，硝酸（65%～68%，d＝1.4）3000g。

【制法】制成1000g，0℃～50℃搅拌30分钟，于滤布上用水充分洗涤至 pH 值为中性，避光，低温（60℃以下）干燥，粉碎，过七号绢筛，即得橘红色无光辉的粉末，或为带橘红色有光辉的结晶性粉末。

【用法】外用。将患处洗净，拭干，取少许撒入患处，用膏药盖贴或包扎；或与其它药味配成散剂或制成药捻用。

【功效】拔毒，提脓，生新。

【主治】用于溃疡疮口不敛，肉芽暗滞，腐肉不净。

【禁忌】孕妇、哺乳期妇女、儿童禁用，对本品过敏者禁用。本品有毒，具腐蚀性，仅供外用，禁止内服。不用于眼、鼻、口腔等部位。仅本品含有汞，不可长期、大面积使用。

九一丹（《医宗金鉴》）

【组成】石膏（煅）7g，黄灵药3g（现代用法为升药:煅石膏＝1:9）

【用法】共研极细，撒于患处，或用纸捻蘸药插入疮内，上用膏药盖贴。

【功效】提脓生肌。

【主治】疮疡溃后，脓腐将净，欲生肌收回者。

白降丹（《中华本草》）

【组成】硝石、皂矾、食盐各一两五钱（45g），水银一两（30g），朱砂、雄黄细粉各二钱（6g），硼砂细粉五钱（15g）。

【制法】降法：取硝石、皂矾、食盐研细，加入水银，共研至不见星为度，再与朱砂、雄黄细粉、硼砂细粉研匀。置瓦罐内，用文火熔融，不断搅拌，俟均匀地凝结罐底后，停止搅拌，用微火烘干，是谓结胎。将罐覆盖于稍大的瓷碗上，接口处用韧纸浸湿围严，再用煅石膏粉调成糊状密封。另取与瓷碗口直径相等之盆，盛满冷水，将罐碗置水盆上。在罐的周围罩一铁皮圈，罐与铁皮圈之间加入炭火（炭量一次加足），先用武火烧炼1小时，续用文火烧炼2小时，停火冷却，启罐，刮取白色结晶，即为白降丹。避光贮存。

升法：如上法结胎后，在罐上放一光底大碗（碗口向上），罐碗接合处如上法封。碗内盛满冷水。然后将罐移置火上烧炼，碗内频换冷水，约烧2小时，去火待冷，启罐取丹。

【用法】①直接把药末掺撒在病灶上。②用凡士林调制成1%～2%浓度的软膏，再制成药膏油纱块，敷贴用。③制成条剂，供插条用。一般每1～2天换药一次。

【功效】去腐蚀肉，拔毒杀虫。

【主治】用于溃疡疮口不敛，肉芽暗滞，腐肉不净，或已成瘘管、肿疡等。

【注意事项】白降丹是红升丹加硼砂、食盐等组成，其腐蚀力及刺激性都比红升丹为强，应用时应尽可能保护正常健康组织，以免引起疼痛。同时，注意用量及使用时间，防止发生汞中毒。

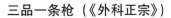

三品一条枪（《外科正宗》）

【组成】明矾二两（60g），白砒一两半（45g），雄黄二钱四分（72g），乳香一钱二分（3.6g）。

【制法】砒、矾二味共为细末，入小罐内加炭火煅红，青烟已尽，旋起白烟，片时待上下红彻住火；取罐顿地上一宿，取出约有砒、矾净末一两，加前雄黄二钱四分，乳香一钱二分，共研极细，厚糊调稠，搓成如线条，阴干。

【用法】凡疮疡有孔者，药入疮孔内，无孔者先用针放孔窍，早晚插药2次。插至3日后，孔大者插10余条，插至7日，患孔药条满足方住，以后所患四边自然裂开大缝。共至14日前后，其疔核、瘰疬、痔漏诸管自然落下，随用汤洗，搽上玉红膏，虚者兼服健脾之药。

【功效】拔毒引流，蚀腐化管。

【主治】疔核、瘰疬、痔漏等，症见伤口小而深，瘘管较直者。

第六节　中药离子导入

中药离子导入法是将浸有中草药液的电极板放置在人体穴位上，通过药物离子透入仪输出的直流电，将中药液药物离子透入穴位，从而达到药物与穴位电刺激双重治疗效应的一种传统药物穴位透入与现代科学相结合的外治疗法。先将药物中的主要有效成分提取出来制成液体状，并确定药物中的主要有效成分所带的电荷属性，然后将药液置于低压电源的相应电板，在阴极板、电极夹之间输出一个稳定的小电流直流电场，使需导入的药物在电场下，利用同性相斥原理将药物离子不经血液循环而直接透入组织内部，在组织内保持较高的浓度和较久时间，以达到治疗目的。

临床应用时可根据不同损伤病症和部位选择药物，常用于离子导入的药物有红花、当归、茜草、生川乌、生草乌、独活、威灵仙、艾叶、透骨草、细辛、伸筋草等。

1. 操作方法

（1）根据治疗部位选择金属极板及衬垫。极板宜平坦，以导线连于电疗机的输出端。衬垫要微温而湿润。

（2）中药导入药液应均匀地洒布在滤纸或绒布上，每次药液用量根据衬垫大小而定。在滤纸或绒布上放置湿润的衬垫和铅板电极，负电极衬垫下不放置滤纸或绒布。

（3）将放好绒布、极板的衬垫紧密接触治疗部位的皮肤，然后盖以胶布或塑料布，根据情况用沙袋、塑料搭扣、绷带或借患者身体重力将电极固定稳妥。放置浸药的衬垫时可循经取穴，也可局部取穴，亦可于穴位封闭后做离子导入。衬垫直径为 10 ~ 15mm，每次取穴不超过 4 ~ 6 个，可并置也可对置。如将衬垫浸入药液并置放在督脉之大椎穴、身柱穴、至阳穴、脊中穴、命门穴、腰阳关穴等穴上进行中药离子导入。

（4）检查电疗机，各指针和输出旋钮应均在零位，转向开关指向正确，导线连接的极性正确无误，电表倍数开关所指的量程应适合治疗量的要求，然后开启电疗机。

（5）先开总开关，次开分开关，然后徐徐转动电位器逐渐增加电流量，并参照患者的感觉开至接近处方规定的电流强度处，过 1 ~ 2 分钟后再调至规定的电流强度。

（6）电流强度以衬垫面积计算，一般成人使用 0.05 ~ 0.2mA/cm^2，小儿用 0.02 ~ 0.08mA/cm^2，反射疗法可用 0.02 ~ 0.03mA/cm^2。电量及通电时间因人而异，以病人耐受适中为度。

（7）治疗时间一般为 15 ~ 30 分钟。一般初次稍短，以后逐渐延长。

（8）治疗次数为每日或隔日 1 次，多数为 12 ～ 18 天为一疗程。

（9）治疗完毕先缓慢向逆时针方向转动电位器，将电流降到零位，再关闭开关，取下胶布或塑料布、金属极板、衬垫、绒布等物，再检查皮肤有无异常。

2. 注意事项

（1）带正电荷的中药离子从正极导入，反之则从负极导入，导入极性不能有错误。

（2）配制药液所用的溶液，除有特殊需要外，一律用电解质溶液，如蒸馏水、无离子酒精、葡萄糖液等，以免溶液内有寄生离子。

（3）治疗前应检查患者皮肤有无知觉障碍或破损等情况。如有抓伤、擦伤，宜贴以胶布或涂以凡士林油；如毛发过多，宜剃去或用温水浸湿；如有知觉丧失或严重损伤，则不宜在此部位治疗。

（4）调整电流量时宜缓慢，要逐渐增加或减少，以免产生刺激作用。过程中应经常巡视电流表指针情况，如指针自动上升超过规定的强度，应及时降下。

（5）治疗前需告诉患者在通电期间会产生的各种感觉，如轻度的针刺感和蚁走感是正常现象，如有烧灼感甚至疼痛，则需调整电流强度。

（6）由于电极下酸、碱产物的刺激，可能使皮肤发痒、干燥以至皲裂，导入某些刺激性大的药物时，这种刺激症状更明显，因此常使治疗中断。为了保护皮肤，可用甘油合剂（甘油 28mL，酒精 14mL，1% 酚 1mL，蒸馏水加至 100mL）或其他止痒剂。

3. 作用机理

直流电作用于机体时，处于直流电场中的组织内可发生正负离子的定向移动，电极表面发生化学反应的电解、带电胶粒的电泳和水分子的电渗，因而引起组织兴奋性、细胞膜结构与通透性、酸碱度和组织含水量的变化。上述变化对神经系统的功能有明显影响，如调整中枢神经功能，改变周围神经的兴奋性，促进神经纤维再生和消除炎症等，并可引起电极下局部皮肤血管扩张和血液循环增加。剂量过大可发生电极下直流电化学灼伤（酸碱产物、电解产物造成）。

根据同性电荷相斥、异性电荷相吸原理，应用直流电将在溶液中能够解离或成为带电胶粒的药物经过完整无缺的皮肤、黏膜或伤口导入体内，导入的离子只达皮内，主要堆积在表皮内形成"离子堆"，以后通过渗透作用逐渐进入淋巴和血液，并被带到全身各器官和组织，失去原来的正负电荷而变成分子，起化学反应。

直流电药物离子导入特点是：①导入体内的是有治疗作用的药物成分。②药物可直接导入较表浅的病灶内，使该处的药物浓度比其他给药途径要高得多。由于药物在皮内形成"离子堆"，因此在体内蓄积时间长，疗效持久。③直流电和药物的综合作用。④直流电和药物构成对神经末梢感受器的特殊刺激，形成神经反射作用。

直流电疗法具有镇静、止痛、消炎，促进神经再生和骨折愈合，调整神经系统和内脏功能，提高肌张力等作用。此疗法的效果除直流电作用外，还取决于所用药物的药理特性。

4. 适应证与禁忌证

（1）适应证：风寒湿痹、关节肿痛、骨质增生、神经痛、腰椎间盘突出、盆腔炎、中耳炎、角膜混浊、肩周炎、网球肘、软组织损伤、腰肌劳损、各种功能障碍、风湿性关节炎、类风湿关节炎、痛风、强直性脊柱炎、神经（根）炎、自主神经功能紊乱、慢性溃疡、伤口、放射治疗反应、深浅静脉炎（血栓性）等。

（2）禁忌证：高热、恶病质、心力衰竭、有出血倾向、活动性结核、妊娠、严重心功能不全或带有心脏起搏器的病人，以及对直流电过敏或皮肤过敏等。

第五章　魏氏伤科源流

魏氏伤科是上海以至全国著名的中医骨伤科学术流派之一，长期以来，在促进我国卫生事业发展，维护人民健康方面发挥了较大的作用。

魏氏伤科的奠基人魏指薪生于 1896 年 1 月，因病卒于 1984 年 8 月，享年 88 岁。生前曾担任上海第二医科大学祖国医学教研组主任、教授，上海第二医学院附属广慈医院（现瑞金医院）中医骨伤科、中医教研室主任，上海市伤骨科研究所副所长、名誉所长，中华全国中医学会第一届理事，中华全国中医学会上海分会副理事长。

第一节　魏氏伤科发展简史

一、创始人魏指薪

魏指薪生于山东曹县的一个世医之家，他已是魏氏第 21 代传人。他幼读私塾，天赋聪颖，刻苦好学，青年时代在父亲魏西山的耳提面命及堂兄魏从先的指导下修习伤科。成年后与堂兄等在一起行医，深受家乡人民的信赖。当时除了行医之外，魏家还设有中药铺，出售饮片及成药，所以魏指薪对生药的鉴别和炮制均十分精通。魏家除了祖传医学之外，还传习少林武术，魏指薪特别爱好，也十分精通。

曹县地处山东西南地区，这里经常因黄河泛滥发生灾害，魏家全家人挤在一地生活感到困难，那时魏指薪提出："让我走出家门到外面闯闯世界吧。"于是在1925年，29岁的魏指薪只身来到上海，立志要凭自己的医术为民疗伤，希望能够立足于社会。他历经艰辛，做过育才中学武术教练，后来在南市老西门方浜路寿祥里租到一间房屋，开始挂牌行医。学无止境，为了自己的武功更进新境，他又向河北沧州武术名家王子平学习武术，向安徽宣城的内功名家农劲荪学习内家功法，武功和内家功与伤科手法相结合，使他的伤科医术具备了更加扎实的根底，也产生了新的飞跃。他根据武功、内功的基础，编制了一套伤科基本功，使他的手法在临床应用上更加得心应手。

精湛的中医骨伤科技术为魏指薪施展才华创造了良好条件。1934年，上海华商电气公司董事长陆伯鸿之孙在一次车祸中发生了股骨粉碎性骨折，同时受伤的另外两人，一人为多发性肋骨骨折合并内伤，一人为腰部损伤，家属决定延请魏指薪诊治。他运用自己的诊疗技术，一望、二摸、三比（患侧与健侧对比）进行检查，并参阅X线片做出诊断。对股骨骨折外敷碎骨丹，外用软、硬两层夹板固定，结果骨折愈合良好，功能完全恢复。对多发性肋骨骨折采用"捧晃按挤"手法，将受伤的肋骨整复后，外用断骨丹，再用宽布条缠绕包扎固定，患者立即感到疼痛轻了许多。腰部损伤患者为"骨错缝"（腰椎小关节错位），即以手法复位，立即可以走路，患者顿时破涕为笑。治疗以上三人之后，由于陆董事长在社会上的影响，魏指薪在上海的知名度大为提高。

1935年，龙卷风袭击南昌地区，江西政府派人到上海延聘魏指薪赴赣会诊。一位葛姓妇女被压，造成骨盆骨折，同时发生流产，腹部疼痛，转动困难。魏指薪采用阔布单兜扎法固定骨盆，外敷碎骨丹，内服活血化瘀止痛方药，患者腹痛很快消失，骨折也较快愈合，恢复了功能。

经过几次医疗活动，魏指薪声名鹊起，逐渐在上海人民群众中建立了声望，就诊者日见增多。

抗日战争爆发后，魏指薪从南市迁至法租界的吕班路（现为重庆南路），先后在两个地方设立诊所，每天就诊者竟达 400 人次左右，各种创伤与疾病众多，使魏氏伤科学术流派的理法方药更臻完善，并具有鲜明的特色。

1955 年，在党的中医政策指引下，魏指薪放弃了私人开业，带领两个女儿淑英、淑云和两个门婿施家忠、李国衡一起进入上海第二医学院及其附属广慈医院、仁济医院工作。进入高等学府后，魏指薪接触更多西医同道，也更多地获得向西医学习，取长补短的机会。所谓医海无涯，唯德是馨，唯效是尚，他开始了中医、中西医结合临床研究，从此进入了更广阔的天地。

二、第二代传人李国衡

李国衡出生于江苏扬州邗江方巷乡一个农民家庭，从小聪明懂事，幼时入私塾读书，1938 年通过亲戚介绍，到上海学医，师从魏指薪。中医伤科的学徒与其他科的不同，既要能文，又要善武，还要学会中药炮制及制药。在拜师后的 5 年里，李国衡学文习武，并且学习中药炮制及研粉、制丸、做膏药等制药技术。中医骨伤科需要为脱位、骨折的患者复位愈伤，所以需要医者具有深厚的功力。李国衡勤奋努力，每天早上 5 点起床，跟随魏指薪到公园习拳练武，练习少林拳基本功，这个习惯一直坚持到老年，寒暑不易，风雨无阻。他的严格自律和勤奋为手法学习打下了坚实的基础。因为学习中医需要良好的中文基础，所以，上过 9 年私塾的李国衡晚上还自己到邻居处继续进修中文。

魏指薪为人和善，但是对待学生异常严苛。他的两个亲戚跟他学医，因为总达不到他的要求，都被他不留情面地打发走了。而对聪明好学、刻苦努力的李国衡，魏指薪非常看重，认为他大有培养前途。1年后，李国衡正式拜师，5年满师后，他又在当时的卫生部门考核中以优异的各科成绩顺利获得开业许可证。

李国衡没有就此离开魏指薪，他认为老师培养自己费了一番苦心，应有所回报。于是他继续留在位于法租界吕班路的魏指薪诊所，尊师如父，协助魏指薪诊治病患，每日多达400余人，其中200人是免费治疗。魏指薪不仅有了一个得力的助手，并且认准李国衡继承自己的医术衣钵。随着时间的推移，李国衡与魏家的关系日益亲密，他待师如父，魏指薪视其如子，有心选他为婿。1949年他与魏指薪三女儿魏淑云成婚，他和魏指薪也由师徒关系转为翁婿关系。

悬壶济世是最崇高的为医境界，也是李国衡毕生的真实写照。新中国成立后不久，他跟随岳父魏指薪响应党和人民政府的号召关闭了私人诊所，来到当时的上海第二医学院附属仁济医院工作，之后又到了上海市伤骨科研究所及瑞金医院工作，将他的才能全面发挥在科研、教学和医疗上，积极推动中医伤科发展及中医和西医的结合。

1958年，李国衡在仁济医院担任伤科主治医师。一天，一家工厂送来一位急诊患者，其腰部被从楼上掉下的一包几百斤的棉纱压伤，造成髋关节前脱位，而且是髋关节脱位中最严重的闭孔脱位。患者、家属及同事都焦急地望着李国衡，西医问他是否需要医疗配合，他沉着地说："不用麻醉，也不要什么药物，只要一块门板！"患者被送往一间大治疗室后，躺在门板上，李国衡在无麻醉情况下，用手法对患者进行了一次性复位。在助手协助下，他采用长短杠杆组合力，对患者的受伤部位先提一提，摆一摆，而后屈一屈，再收一收，大约只用了5分钟，就进行了一次成功复位。之后，未用石膏，只用沙袋固定患肢。过了2周，患者就能够下地行走了。

魏氏伤科无麻醉闭合手法复位治疗轰动了全院上下，初露锋芒的李国衡也引起了上海市卫生局的注意。根据局领导意见，上海市伤骨科研究所成立了由李国衡等负责的整复关节脱位研究小组。市卫生局向全市各医院发出通知：凡是损伤性关节脱位的患者均送该研究小组治疗。一个月左右的时间里，李国衡收治了八位髋关节脱位患者，全都一次性复位成功，两周后都能下地行走。经一年以上随访，没有发现一例出现股骨头无菌性坏死现象。李国衡的治疗手法打破了以往麻醉下复位并行三个月石膏固定的治疗常规。上海第二医学院将李国衡的手法复位全过程拍成科教电影，将这一独特技艺加以推广应用。

当时，伤科患者中工人、农民比较多，李国衡到过上海钢铁一厂、上海钢铁二厂、上海造船厂、上海机床厂等大工厂，下过松江县农村，为广大工人、农民服务，医治了无数病患，其精湛的医术受到广泛的信任和好评。

同时，李国衡也将同行们的考验、竞争当作自己学习和进步的动力。他重视中医基础理论，特别是脏腑经络学说对于伤科临证的重要性和指导意义。同时，他又借鉴西医的有关理论和临床手段、诊疗技术。他汲取了解剖学知识，不但用X线摄片作为检查诊断辅助手段，同时还采用CT扫描和磁共振等检查手段。为了减除患者痛苦，他一方面继续应用魏氏伤科手法，另一方面学习运用西医学的临床手段进行二者结合治疗，引入了麻醉下手法推拿、急诊抢救等。在手法治疗上，他抓住主痛点、次痛点辨证施"法"。他根据辩证法关于矛盾转化的规律，认为痛与不痛是一对矛盾，当主痛点缓解时，次痛点或者原来不明显的痛点就会表现为主痛点。他抓住主痛点，兼顾次痛点，促使矛盾转化。在

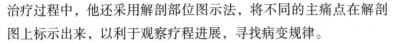

治疗过程中，他还采用解剖部位图示法，将不同的主痛点在解剖图上标示出来，以利于观察疗程进展，寻找病变规律。

李国衡功底深厚，博学多才，不仅擅长骨折、脱位的整复复位，而且对内伤杂病、腰椎间盘突出、软组织损伤、外伤性关节血肿等多种疑难杂症都掌握了一套系统而且有效的治疗方法。

担任上海市华东医院会诊医师的李国衡长期为领导干部、知名人士服务，多名党和国家领导人都曾经受惠于他的高超医术。例如，宋庆龄曾请李国衡为她治疗膝关节骨性关节炎，经过李国衡的手法治疗、内服外敷用药，本来由人搀扶还无法行走的她三个月后居然能自己下地行走了。宋庆龄对李国衡的高超医术称赞不已。此外，李国衡还为徐向前元帅、罗瑞卿大将等部队领导多次会诊。他还曾作为中国医疗组主要专家赴国外承担特别医疗任务，将中医技法传播到世界。文艺界、体育界人士，如京剧演员李玉茹，体育运动员汪嘉伟、朱建华、姚明等，无数名人都曾经是他的患者。无论是名人、领导人，还是普通老百姓，李国衡同样施以高超的医术，毫无保留，全心全意地为患者施治，履行着他的天职，也获得治病救人的快乐。

李国衡还将其丰富的临床经验运用到科研、教学上，他带教了10多位学生（包括硕士研究生），将自己的医术倾囊相授，为祖国培养了多位科研、医疗骨干。

在临床实践中，他对魏氏伤科祖传手法不断加以总结、创新和提高，强调手法常法与变法相结合，突出因证施法、因人施法的灵活有度的治疗，使手法真正达到"准确深透，轻重恰当，刚柔并济，辨证施法"的高深境界。李国衡运用的手法既能起到对软组织损伤的理筋及对骨折、关节脱位的整复作用，又能对内伤起到理气活血作用，还能促进伤科杂症的康复。他科学总结魏氏伤科的经验，创新发展中医伤科。对于自己的成就，他非常谦虚地说："我的学术经验主要是从魏氏伤科传统继承发展而来。魏氏伤科声誉甚高，是因为魏氏临证从诊断、治疗到功能锻炼都有系统而非同一般的方法。"

为了科学地揭示、阐明魏氏伤科手法的作用机制，李国衡带领他的研究生进行了一系列临床和实验研究。例如髌上滑囊区血肿，此损伤魏氏称之为"膝关节扭错"，为膝部损伤后出现于髌骨上、内、外三面的半月形血肿。通过 X 线碘油造影证实，其损伤部位在股四头肌附着于髌骨处，并可界定血肿的范围。治疗手法为伸膝时医者一手直接挤压髌上血肿，当用手法急剧屈膝时髌骨突然向下，股四头肌被拉紧，血肿受挤压而破裂，向四下扩散，但下方、两旁分别被髌骨、肌肉间隔所阻，瘀血只能向肌肉较薄区即上方的股四头肌扩散并沿肌肉向上。李国衡与其学生通过实验，将血肿注入等量的铬－51 标记红细胞进行放射性核素示踪测试。其结果证实：手法前，血肿部位的脉冲数最高，股四头肌等周围组织的脉冲最接近本底；手法后，原血肿部位的脉冲急剧下降，而股四头肌的脉冲迅速升高，继而消失。魏氏手法治疗髌上区血肿的活血化瘀的作用机制得到了实验证实和科学阐述，此成果获得了卫生部的奖励。

在治疗伤科疾病过程中，李国衡以整体观为主要思路，并根据魏氏伤科学术经验，以早期活血化瘀、中期和血生新、后期固本培元等为治疗原则，创新了内服方剂"续骨活血汤"等。外用药物方面，在原有魏氏伤科膏药、软膏、洗方、外用药水等基础上改革剂型，创立了临床有效、用量较大的"蒸敷方"和"外用热敷床"等。

李国衡坚持中医特色，又善于中西医结合治疗疾病。他经常强调，中医伤科医生要保持中医形象，须坚持"四个不能丢"。

（1）手法不能丢。李国衡说："手法者，诚正骨之首务哉。"

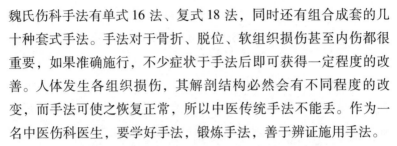

魏氏伤科手法有单式 16 法、复式 18 法，同时还有组合成套的几十种套式手法。手法对于骨折、脱位、软组织损伤甚至内伤都很重要，如果准确施行，不少症状于手法后即可获得一定程度的改善。人体发生各组织损伤，其解剖结构必然会有不同程度的改变，而手法可使之恢复正常，所以中医传统手法不能丢。作为一名中医伤科医生，要学好手法，锻炼手法，善于辨证施用手法。

（2）小夹板不能丢。施行手法后，再辅以药治和外固定，可加速损伤的修复。对于小夹板的经验，前人和他人已有很多总结，现在尚需进一步研究的是夹板的材料问题，因不同性能、软硬、厚薄、轻重、弹性的材料对于不同人、不同部位损伤的固定具有重要意义。

（3）内服外治，辨证施治不能丢。对于伤科治疗内外并治的问题，李国衡认为，临证应有所侧重，除有内伤和全身性症状者外，一般应外治重于内治。如作为"纯阳"之体的小儿发生骨折，他绝大多数着重于外用药治疗，很少用内服药。骨折外用药有协助成形、固定的作用，可在夹板与机体之间起间质缓冲的作用，还可以改善血液循环而使机体避免发生循环障碍。实验还发现，损伤后血肿多数属于酸性，且维持时间较长，中药外敷可使其迅速转化为碱性，有利于骨折生长和修复。药物外敷可能会引起皮肤过敏而影响其治疗，但注意研究改变药物剂型在很大程度上可解决此弊端。

（4）导引功法不能丢。魏氏导引功法有 54 法，是在继承前人的基础上经过多年实践而形成的。它不同于吐纳导引，而主要是用于治疗运动系统损伤，通过躯体和四肢、整体与局部的运动，达到功能恢复。李国衡非常重视导引疗法，通过活动肢体、动摇筋骨、自身按摩、擎手引气等各种形式，与手法相辅相成，达到骨正筋柔、气血以流的目的，促进功能恢复，缩短疗程。

在繁忙的临床工作中，李国衡总结了多年的临床实践经验，著述颇丰，在全国中医骨伤科界颇具影响。1959年，他整理总结自己的医疗经验，撰写了《伤科常见疾病治疗法》一书，以深入浅出、通俗易懂的语言阐述了伤科治疗技术，深受广大读者欢迎。香港医林书局将此书更名为《跌打损伤疗法》，并远销东南亚各地。1982年，李国衡对老师魏指薪的治伤方法进行研究总结，系统整理编写了《魏指薪治伤手法与导引》，书中不仅总结了魏指薪治疗骨伤的技术，还突出了魏氏骨伤科流派的特色，开拓创新，加入了自己的经验。之后，他又主编了《李国衡谈腰椎病》《中西医结合与魏氏伤科治疗骨与关节损伤》等专著。李国衡还发表了40多篇论文，并首先总结腰椎间盘突出症的中医伤科治疗手法，附40例临床疗效总结，是国内中医治疗该病的较早报道之一。

骨伤科不仅有中西医之分，中医骨伤科更有流派之别，但是李国衡一向不存门派偏见。他胸襟广大，学术上善于吸收各家所长，一切从患者实际出发，适合中医手法治疗的，就推荐进行中医治疗，需要开刀的，则介绍给西医同行治疗。所以，他有很多关系很好的西医朋友。骨科泰斗叶衍庆就将自己的外甥亲自送到他手里，让李国衡好好培养。

李国衡既是慈父又是严师，身体力行引导子女健康成长。他教育学生也是如此，他常说："要做一个好医生，首先要做一个好人。要助人为乐，心胸要广阔。"传授技艺时，他毫无保留，对学生和自己的儿子都是一视同仁。临床带教学生，他结合就诊患者详细讲解辨证分析、处方遣药特点。手法治疗时，他又会耐心为学生演示操作要领，强调注意事项。一有机会他就带着学生一起出诊，亲自教育演示。

面对慕名而来的各种患者，他告诫后辈："治病救人是天职，不能老想着钱。""病人是不分穷富的。无论给谁看病，我们都必须一视同仁，绝不可有世俗之心、势利之眼。"伤科手法操作需要消耗相当大的体力，但是为了患者健康，他常常是刚为前一个患者治疗结束，就为下一位患者去做手法治疗了。周围的邻居如果发生骨折挫伤，他也立刻放下饭碗前去帮忙，一切以治病救人为己任。即使是在他晚年，只要是患者病情需要，他就总是坚持亲自动手治疗。

对于中药研制，李国衡也一丝不苟。为了向青年医生传授伤科外用膏药的制备技术，他亲手熬制药膏，详细地讲解每一个步骤，直到学生真正了解。他要求青年一代不仅要学好中医基础理论，更要掌握伤科的理法方药，如自然铜的研磨一定要醋淬7次，巴豆霜务必用纸将油压尽，煎熬伤膏药要老嫩适度以确保药性等，总之来不得半点马虎。他时刻铭记魏指薪当年"制药无人见，存心有天知"的教诲，将严谨认真的风格贯彻始终。所以，不仅他自己，他的子女、学生也都遵循医德，认真施治，给患者留下深刻的印象。

第二节　魏氏伤科学术医技特色

魏氏伤科学术医技主要得自家传，并在理论基础上吸取各家之长，不断实践探索，总结提高，概括起来有以下几个方面。

一、损伤分类

魏氏将各种损伤分为硬伤、软伤、外伤、内伤四大类别。硬伤，是指不同类型的骨折、骨裂、关节脱位、半脱位、骨错缝等；软伤，是指肌腱、韧带、血脉、软骨、关节囊、骨膜、筋膜等各种软组织损伤；外伤，是指皮肉创伤出血，感染化脓，异物刺伤及汤烫火伤等；内伤，是指脏腑气血损伤，脑髓损伤等。

总体上讲，以上损伤又可以归纳为内伤与外伤两大类别，内伤以脏腑气血损伤为主，应用传统的四诊八纲来确定损伤部位和病理变化；外伤以筋骨、皮肉、脉损伤为主，运用望、比、摸等方法检查，对损伤部位、性质和程度进行判断。

二、注重整体观念

肢体损伤后气血必乱，体表组织损伤要内动于脏腑，故外伤要影响于内，内伤会反映于外。明代薛己《正体类要》中陆师道作序云："且肢体损于外，则气血伤于内，营卫有所不贯，脏腑由之不和，岂可纯任手法而不求之脉理，审其虚实，以施补泻哉？"因此损伤的治疗必须要有整体观念，除局部治疗外，尚须运用四诊八纲，进行补虚泻实。

魏氏伤科治伤的基本原则首先是根据气血变化，或理气，或活血化瘀。《素问·阴阳应象大论》云："气伤痛，形伤肿，故先痛而后肿者气伤形也，先肿而后痛者形伤气也。"此段经文虽是讲病邪伤及形体与气，但在伤科临床亦颇具指导意义。气无形，故主痛；血有形，故主肿。先痛而后肿者，或疼痛严重，则以理气、破气为主；肿胀严重，则以活血化瘀为先。

魏氏伤科特别重视不同部位损伤对脏腑的影响，例如胸膺外伤内连于肺，肋胁损伤内动于肝，胸前外伤内通于心，脘腹外伤内及脾胃，腰部挫伤内损于肾。又如头部外伤内动于脑，腹部外伤则影响六腑或奇恒之腑。明察体表部位损伤与内伤的联系，有助于整体的辨证施治。故临证时须全面检查，密切观察，及时处理。

关于脏腑辨证，魏氏伤科认为应包括奇恒之腑的辨证。心者，君主之官，神明出焉，主血脉，主藏神，损伤之后精神烦躁不安，治宜养心安神。肝藏血，主筋，肝血荣养于筋，肢体损伤败血必归于肝，肝血不足影响疏泄则不能养筋，肝脏虚实对创伤修复很重要，实证宜疏肝平肝，虚证宜补肝养肝。脾主肉，主四肢，魏氏内治常将健脾放在首位，以促使水谷精微营养四肢，充实肌肉。肺为五脏之华盖，主气，主呼吸，肺气通畅能调节循环功能，胸肋内伤与外伤要特别重视舒肺理气。肾为先天之本，藏精生髓，主骨，受脏腑之精气从而充养于骨，骨节损伤则内动于肾，慢性损伤尤以中年以上肾经虚损或肝肾两虚，筋骨衰退而致骨与关节退行性病变多见，补肝益肾至关重要。脑为髓之海，为精明之府、元神之府，脑海有余则壮劲多力，脑海不足则脑转耳鸣。头部外伤常合并头部内伤，脑与心、肝、肾相联系，故在损伤早期宜凉血止血、定神定惊，后期往往从心肾论治。

三、筋骨并重

魏氏伤科素有"整骨容易顺筋难"的训诫。《内经》云："诸筋者皆属于节。"筋生于骨，连络于骨节之间，骨为干，筋为营，筋骨相互依赖而发挥正常生理功能。骨伤则动于筋，筋伤亦动于骨，必须并重施治。

骨折或关节脱位常因筋的扭曲或嵌顿而造成复位困难，故应先将筋理顺，有利于复位，而在复位后及时治筋，可促使功能早日康复。不少关节筋络损伤，由于治疗周期较长，常常要花费很大的气力。例如桡骨远端骨折复位后，只做固定而忽略治筋，可造成腕指关节严重僵直；又如腕关节三角纤维软骨损伤，只治筋而不适当固定，会长期难以根治。

四、手法是正骨首务

魏氏伤科治伤十分重视手法的应用。认为跌打损伤必然使人体组织发生不同程度的紊乱，如骨折移位、关节脱位、筋翻筋走、滑膜嵌顿、气滞血凝等，均须依赖手法正骨理筋，理气活血消肿，以恢复正常的解剖结构和生理功能。

魏指薪认为，手法"能摸触其外，测知其内；能拨乱反正，正骨入穴；能使经筋恢复常度；能开气窍，引血归经"。手法不仅用于治疗，更需用于摸触检查诊断，并有"轻摸皮，重摸骨，不轻不重摸筋肌"的经验见解，这是非常切合实用的。具体操作时要做到先后有序，轻重恰当，耐心细致，以防疏漏。他还指出："手触于外，测知其内。法随病至，细析症状。心灵手巧，全赖功夫。"所谓功夫，一是在临床上要积累经验，熟练掌握手法；二是要锻炼基本功。做到这两点，手臂即能灵活有力，感应敏锐，施法时则部位准确，深达病所，恰到好处。

虽然当前医学仪器发达，但摸触检查仍不可缺，通过摸诊确定病情和部位，再结合 X 线摄片或其他影像检查，方可做出正确诊断。并要随时检查病情变化，在常法上注意变法，做到手随心转，法随病至，辨证施法。

骨折复位手法有摸、拔、捺、抖、提、接、晃、按、挤、拳砸、掌击、折屈、旋转、捧挤、按垫、端正等。关节复位手法有拔拉、屈曲、旋转、撤压、晃摆、撬拨、迂回、拔推、展收、杠捧等 10 种。软组织损伤手法较多，分为单式手法（单一动作）和复式手法（几个动作组合），单式手法有推、拿、按、摩、揉、点、挤、拉、摇、抖、扣、背、捻、搓等；复式手法有叩击、叠挤、分臂、扩胸、提阳、对拉、提拉、和腰、转腰、双侧拉肩、压掌掘肩、压掌推背、双手抱肩、悬足压膝、直膝屈腰、屈膝分腿、挤压胯线、提腿点按揉等种。内伤手法有按揉、抚摩、指擦、捧晃、抹捋、指压、掌摩、推振等 8 种。上述手法有的名称虽然相同，但治疗不同疾病在操作时存在差别。

应用手法时，须根据不同疾病、不同体质而有快有慢、有轻有重、有深有浅、有顺有逆，起到补虚泻实、正骨理筋、活血通络、调和气血、祛风散邪、消肿散结、松解关节粘连、解除肌肉痉挛与关节交锁的作用。魏氏伤科手法治疗经常"病在上取之下，病在下取之上；病在左取之右，病在右取之左；上下左右同取，有所侧重"。通过不同手法达到上下左右的平衡，从而使症状缓解或消失。这是魏氏伤科手法的独特之处。

五、重视导引疗法

魏氏伤科重视导引疗法，主张部分损伤早期即应考虑导引锻炼，以利于疾病的康复。手法是一种被动的正骨理筋治法，而导引是一种主动的正骨理筋治法。两者相辅相成，发挥协同作用，提高效果，巩固疗效。

导引疗法，或称为练功疗法，内容包括活动肢体、动摇筋骨、自身按摩、擎手引气等多种形式，古今医家对此有许多著述。魏氏伤科在继承前人经验的基础上经几代人的实践，针对人体不同部位、不同疾病，制定了一系列不同形式的导引方法。其中有刚有柔，或刚柔相济，姿势齐全，有的还结合呼吸吐纳，疗效确切。

第三节　魏氏伤科学术思想

一、辨伤当明气血、脏腑、部位

魏氏伤科的辨伤、治伤理念首先是建立在其治伤整体观上的。魏氏伤科将伤损分为硬伤、软伤、内伤、外伤、杂症，相互之间密切联系，机体损伤内外互应，故在临床辨证施治上需有整体观念。以局部症状为主者，以外治为主；全身症状明显者，以内治为主；局部症状与全身症状并重者，则应内外兼治。在上述治伤整体观指导下，魏氏伤科善于运用中医气血脏腑理论指导治疗实践。

跌仆坠堕，肢体外伤后气血必乱，筋骨皮肉脉损伤，同时内动脏腑。故外伤影响于内，内伤亦可反映于外。在损伤辨证上，首要辨明气血情况。跌仆闪挫，由外及内，当气血俱伤病也，多见气滞、血瘀、作肿作痛。李国衡称为"跌打损伤，惊而气乱，气机不畅，血瘀阻络，症见气滞血阻疼痛"。损伤早期多气滞、气逆，伤重者则有气闭、气脱；损伤后期则多见气虚。针对气伤，李国衡指出，"损伤之诬，和气至关重要"。李国衡将损伤伤血，归纳为出血（如体外出血、体内出血）、瘀血（如损伤后离经之血停留或蓄积皮肉之内与脏腑之间）及伤后血虚、血脱（如严重创伤出血过多或伤久不愈，脏腑虚损而致血虚，或失血重症而致血脱）。临床多见的瘀血病理改变，《诸病源候论》曾将之称为"留血""瘀血""结血"，李国衡则指出，这应为瘀血的三个不同病理改变阶段。他认为，"留血"为新鲜血肿，"瘀血"属陈旧血肿，"结血"则为宿伤瘀滞粘连。这对临床用药及手法治疗具有重要的指导意义。针对损伤后气血病理状况，辨证施治，疼痛严重者理气为先，肿胀严重者应活血消肿为主。处方用药，行气多用木香、陈皮、金铃子、青皮、川朴花、佛手之类，活血多用赤芍、紫草茸、鲜生地、归尾、丹参、路路通、川芎、苏木、泽兰叶之品。

体表损伤会反映于内，魏氏伤科辨伤时全身辨证，除辨气血外，尚需辨脏腑。肝藏血，血荣筋，坠堕骨折等损伤，恶血留内，败血归肝；肾藏精，生髓，髓充骨，肾受五脏六腑之精气而充养于骨，损伤之证，骨节受损必内动于肾。慢性劳损，尤以中年以上肾精亏损或肝肾两虚，筋骨衰退而致骨节退变多见。脾主四肢，司运化，损伤之证肌肤皮肉首当其冲，甚则皮开肉绽，气血外溢，瘀阻经络，气血运行不畅，脾胃运化失调，且伤后多见心烦闷乱，思伤及脾，故脾胃状况不可不辨。同时，针对肺为气海，主一身之气，以及心主血，主神明，也要注意损伤所致气机不畅、心神不安的辨证。

魏氏伤科同时注重辨部位。主要辨损伤部位在上、在中、在下，以指导临床选方用药。伤科古籍记载，损伤尤其是坠堕受伤，可以三焦部位辨证。头部外伤，则多脑髓震伤；胸膺、肋胁受伤，则肝肺易于受损；脘腹外伤多内伤于脾胃；腰部挫伤则常内损于肾；外阴睾丸等受伤常累及膀胱。伤位、脏腑受损明了，处方用药方有可依。

二、治伤重视气血，调摄脾胃

在治疗用药上，魏氏伤科治伤善于调气理血，同时重视调摄脾胃。谨守病机，从常达变，为其独到之处。魏指薪指出，"胃气强则五脏俱盛"，故其治伤用药多照顾脾胃之气，以冀胃气强而溉五脏，五脏得养，损伤得以康复。

以损伤而论，初期肌肤皮肉外伤，瘀滞阻络，气血失畅，往往脾胃受困失调；伤后疼痛又易致思绪紊乱，耗神不振，多有纳谷不馨、腹胀便秘等症。故活血化瘀、健脾理气多为常用之法，临床常以二陈、六君子汤用之，使脾土复运，胃气得和，气血运行复原。

损伤中期应和营生新，更注重补脾益胃，使筋骨得以充分濡养。处方选用归脾汤、参苓白术散之类。

损伤后期，一般以补益肝肾调治。李国衡认为，此时更应配合和胃调中，一则脾胃之气得养，运化有常，水谷精气不断充养肾中精气，促进损伤恢复，二则加用和中醒脾药物可一定程度上克服滋肾药的滋腻之性。临床多应用砂仁、薏苡仁、佩兰、焦楂曲、谷麦芽等药味。

三、理伤推崇手法

魏氏伤科认为，跌打损伤致人体组织发生不同程度的紊乱，如骨折移位、关节脱位、骨错缝、筋翻、筋出槽等改变或内伤气滞血瘀等，但各种损伤均可用手法正骨理筋，顺气活血，以使骨正筋柔，气血以流，愈伤起废。

魏氏伤科善用手法，其一用于检查。魏氏伤科有言，手法"能摸触其外，测知其内"。其检查手法主要以轻重不同手法了解患者体表肌肤及肌筋、骨骼，目的是"知其体相，识其部位"，以利其后的治疗手法及其他治疗措施的应用。唐代《仙授理伤续断秘方》对伤科的检查手法也提出"凡左右损处，只相度骨缝，仔细捻捺，忖度便见大概"。魏氏伤科临证重视以"摸法"达到"以手摸之，自悉其情"的目的。其检查手法又秉承魏氏独特的"轻摸皮，重摸骨，不轻不重摸筋肌"法则，通过触摸上下左右、健侧患侧不同部位，以轻重不同强度触摸手法来测知皮肉筋肌骨的损伤程度，协助正确辨证，适当施法。同时，魏氏伤科还强调应用手法触摸检查时要配合"望"与"比"。通过观察患者的步态、坐姿、肢体活动、局部伤损、舌苔，比较伤损肢体的外形、长短、活动情况，结合切脉，做到"望、比、摸"综合参映，使伤科临证手法检查内容大为丰实和完善。

魏氏伤科手法应用之二，则是用于治疗，包括"正骨"与"理筋"两方面。前者拨乱反正，正骨入穴；后者则使肌筋归复常度，开气窍，引血归经。李国衡除继承魏氏骨折复位、脱位上髎手法外，特别对魏氏伤科"骨错缝""筋出槽"手法进行临床总结归纳，形成其特色治疗手法。对临床诸如背部肋椎关节错缝、腰椎小关节错缝、骶髂关节错缝等因跌仆闪失、骨缝开错、气血郁结而为肿为痛者，巧施手法，可使骨合位正，伤痛自愈；对筋离原位，而致筋走、伤筋、筋扭、筋离的"筋出槽"，如肱二头长头肌腱滑脱等，同样妙用手法，捺归原处，使筋络宽舒，恢复常态。

李国衡总结魏氏伤科传统手法术式，特别是治疗软组织损伤的手法，归纳为单一动作之单式手法推、拿、按、摩、揉、点、挤、拉、摇、抖、扣、措、捻、搓14种，组合动作之复式手法叩击、叠挤、分臂、扩胸、提阳、对拉、提拉、和腰、转腰、双侧拉肩、压掌掮肩、压掌推背、双手抱肩、悬足压膝、直膝屈腰、屈膝分腿、挤压胯线、提腿点按揉等18种，以及内伤治疗手法按揉、抚摩、指擦、捧晃、抹捋、指压、掌摩、推抖8种，对魏氏伤科治疗软组织损伤及内伤的手法进行了集大成之总结，并对不同术式的内涵和操作要求做出了界定，这对魏氏伤科手法总结具有极高的价值和临床实践指导意义。对具体的手法应用，他提出辨证施"法"，即强调常法与变法的结合。如魏氏伤科治疗腰椎间盘突出症常规手法为采用俯卧位点揉背部、提拉腰部、点按揉居髎穴、点揉腰部、按抖腰部、叩推腰背及仰卧位悬足压膝的二位七步手法，但如髋外展受限则加用"屈膝分腿法"和"挤压胯线法"，腰骶酸痛则加用"屈髋屈膝法"，腰部前屈活动受限则加用"直膝屈腰法"。同时，依病情不同，尚有病在上取之下，病在下取之上，病在左取之右，病在右取之左的手法应用变化，以达到使机体上下左右平衡的目的。故其手法运用常有出神入化之妙。

四、临证辅以导引

魏氏伤科临证还多辅以导引。导引为魏氏伤科普用之肢体运动治疗及康复保健方法。《素问》中有"导引按所"的记载，其作用为使血脉荣养于筋而得安。魏氏伤科的导引为躯体运动与自身呼吸配合，或两者分开各自运动。

魏氏伤科的导引疗法来自魏氏伤科传统导引疗法，内容包括活动肢体、动摇筋骨、自身按摩、擎手引气等多种形式。魏氏伤科将导引归纳为 45 种，部位涉及躯体、四肢关节，形成了一套较为完整的骨伤导引体系。魏氏伤科临证擅长手法与导引配合应用，强调导引作为患者主动进行功能康复的手段，往往可以与药物、手法起到协同治疗效果。

第四节　魏氏伤科部分传人简介

曾跟随魏指薪学习的学生和进修生比较多，目前，魏氏伤科人员主要在上海瑞金医院、上海市伤骨科研究所。

一、魏氏亲属

1. 李国衡

李国衡，男，1924—2005，魏氏伤科第二代传人，江苏扬州市人，上海第二医科大学教授，瑞金医院中医骨伤科主任医师，终身教授。李国衡自 1938 年师承魏指薪，1943 年满师以后，继续随师执业，在老师的熏陶下，治伤医技日益长进，并与魏指薪由师徒关系转为翁婿关系，1956 年随同岳父进入上海第二医学院。曾任瑞金医院伤科副主任、主任，中医教研组副主任，上海市伤骨科研究所副所长，中国中医药学会骨伤科专业委员会第二届理事会顾问，上海市中医药学会理事会顾问，上海中医药大学、上海中医药研究院专家委员会名誉委员，《中医正骨》杂志编辑委员会顾问，上海市伤骨科研究所顾问，上海市中医文献馆馆员。

李国衡的学术思想和医技特长在继承魏氏伤科的基础上有所发展。他在手法上特别强调"因人施治"，在辨病上采用中西医结合双重诊断，在治疗上多用综合疗法，对慢性损伤疾病或伤科杂症常用复方，能不断勤求古训，古为今用，善于吸取近代各家之长，以充实临床辨证施治的内容。

李国衡主编、参编的学术著作有：《伤科常见疾病治疗法》《魏指薪治伤手法与导引》《中医骨伤科学·整骨手法学》《中医治疗疑难杂病秘要》《魏指薪教授诞辰一百周年学术讨论集》《李国衡谈腰椎病》《中医骨伤科学》《中医骨伤科基础》《农村常见病防治》《中国骨伤科百家方技精华》等，发表的学术论文有《髋关节脱位的治疗及疗效观察》《中医伤科对胸骨骨折治疗探讨》《髌骨骨折中医伤科疗法》《中医伤科治疗腰椎间盘突出症》《辨证施治在骨折内治法中的初步体会》《中医学治疗软组织损伤理论体系探索》《腰椎退行性病变的成因和辨证施治》《腰椎间盘突出症辨证内治》《骨错缝、筋出槽的理论及其临床应用》《魏氏伤科手法临床应用》《魏氏伤科诊治颞下颌关节损伤的经验》《中医骨伤科治疗颈椎病》《魏氏伤科手法治疗肘后血肿的疗效与机制研究》等50余篇。其科研课题"中医学治疗软组织损伤理论体系探索""魏氏伤科手法临床应用""魏氏伤科手法治疗肘后血肿的疗效与机理研究"分别获得卫生部奖励，上海市卫生局中医、中西医结合科研成果二等奖，国家中医药管理局科技进步三等奖。

李国衡1958年被评为上海市文教战线先进工作者；1991年

10月开始享受中华人民共和国国务院津贴；1994 年 10 月被人事部、卫生部、国家中医药管理局确定为全国老中医药专家学术经验继承工作指导老师，颁发荣誉证书；1995 年被评为上海市名中医；1996 年 12 月被中央保健委员会授予保健奖状，并受到党和国家领导人亲切接见。

2. 施家忠

施家忠，男，1918—1991，魏氏伤科第二代传人，主任医师。施家忠在 20 岁左右随岳父魏指薪学习中医伤科，同时进入魏指薪伤科诊所行医，1958 年随魏指薪来到上海市第二医学院附属广慈医院伤科。他很好地继承了魏氏伤科的治伤方法，有扎实的中医基础，擅长运用手法治疗骨折、脱位、软组织损伤及各种慢性伤科疾病，发表的论文有《魏氏伤科手法治疗肘关节急性损伤》《魏氏伤科方药整理》《三圣消肿软膏的临床观察》等。

3. 施荣庭

施荣庭，男，1953 年生，魏氏伤科第三代传人，现任瑞金医院伤科副主任、副主任医师。施荣庭 1973 年跟随外祖父魏指薪学医，攻读中医基础及中医伤科专业书籍，系统学习魏氏伤科理法方药并随诊治病。他 1980—1985 年就读于上海市职工医学院，1985 年至上海市伤骨科研究所、瑞金医院伤科工作。他曾参编《中医骨伤科学》《李国衡谈腰椎病》《名家谈健康》，撰写论文《手法治疗原发性膝关节骨关节病 37 例报告》《手法治疗踝关节距前韧带急性损伤 30 例》《外用活络药水 50 例疗效观察》等。

4. 李飞跃

李飞跃，男，1958 年生，魏氏伤科第三代传人，跟随其父李国衡学习，毕业于上海中医学院中医系，1993—1996 年在上海市继承名老中医药专家学术经验研究班（三年制）学习。李飞跃 1988 年进上海第二医科大学附属瑞金医院伤科，现为主任医师、瑞金医院伤科主任、上海市中医药学会骨伤科分会副主任委员、上海市伤骨科研究所副所长。其医术继承家传，以魏氏伤科医术为特长，临诊多采用内服中药与外用中药相结合，并善用手法和辅以导引；对椎动脉型颈椎病，腰椎间盘突出，腕、踝关节损伤后期粘连，跟痛症，胸胁内伤，老年性骨质疏松等疾病的治疗具有较好疗效。李飞跃作为第一负责人完成国家中医药管理局、上海市科学技术委员会课题多项，发表论文有《魏氏伤科治疗足跟痛75例临床报告》《名老中医李国衡治疗椎动脉型颈椎病》《不同方法制备加味化瘀汤镇痛消肿作用实验观察》等，参编专业著作《中医治疗疑难杂病秘要》《李国衡谈腰椎病》。他1997年被评为上海第二医科大学优秀青年教师。

5. 胡大佑

胡大佑，男，1955年生，1977年起跟随李国衡学习魏氏伤科医术，1993—1996年参加上海市继承名老中医药专家学术经验研究班。胡大佑现任瑞金医院伤科副主任医师、伤科副主任，参编《魏指薪治伤手法与导引》，撰写《魏氏手法为主治疗腰椎间盘突出症80例》《继承师业，锐意创新——李国衡教授学术经验初探》等论文，曾研制开发骨伤新型外用药"伤痛灵乳剂"。

6. 李念群

李念群，女，1952年生，1976年开始跟随父亲李国衡学习伤科医技、中医基础，1981年即从事中医骨伤科临床医疗工作，现任海军411医院伤科主治医生。其临床医术继承发扬魏氏伤科学术流派特色，内治与外治并重，既运用中医传统方法辨证施治，又辨病以选用处方或中成药，广泛运用伤科手法，临床上对腰膝退行性病变、各种软组织损伤、骨折后遗症等有较好的疗效。她曾撰写论文《屈肘旋伸导引法治疗网球肘》《敷痛宁的疗效观察》《魏氏伤科手法结合热敷床治疗膝关节骨关节炎》等。

二、魏氏伤科学生

1. 符诗聪

符诗聪，男，1953—2007，1973—1976 年就读于上海中医学院医学系，1983 年 3 月—1986 年 3 月进入上海第二医科大学硕士研究生班，获硕士学位，导师为李国衡。符诗聪 1986 年 4 月开始在瑞金医院伤科工作，现为主任医师、硕士研究生导师、上海中西医学会老年分会副主任委员、上海市卫生局中医处重点实验室成员。他擅长用魏氏伤科手法治疗各种骨伤科疾病，对腰椎间盘突出症、老年性膝关节炎、肩周炎、肘后血肿等疾病的治疗有独特之处，特别对骨质疏松有颇深的研究，并多次发表有关骨质疏松的科研文章。他在李国衡指导下所进行的"魏氏伤科手法治疗肘后血肿的疗效与机理研究"课题获国家中医药管理局科研成果三等奖，2001 年一项科研成果获国家发明专利（第一作者），一项科研成果获第九届"星火杯"创造发明二等奖（第三作者）；在国家核心期刊发表论文 10 余篇，参加编写专著 5 本。

2. 傅文彧

傅文彧，男，1947 年生，1983 年毕业于上海中医学院，1990年入选为全国老中医药专家学术经验继承工作继承人，跟师李国衡，1983 年至瑞金医院伤科，现任瑞金医院伤科主任医师。其医疗学术师承于李国衡，以魏氏伤科学术为特长，临诊多采用内服中药与外用中药相结合，擅长运用手法。他治疗骨与关节损伤注重动静结合、夹板外固定，并辅以导引；治疗急慢性损伤及其后遗症、颈、肩、腰、腿等伤科疾患，运用辨证施法，内外并治，取得较好疗效；发表论文有《魏氏伤科手法对损伤性血栓的辨证施治》《改进井字包扎法治疗髌骨骨折》《魏氏手法治疗踝关节陈旧性扭伤》《断骨丹剂型优化促进骨折愈合的研究》《断骨丹剂型优化对兔桡骨骨折愈合后弯曲载荷的影响》等，参编专业著作2本。

3. 杜宁

杜宁，男，1956年生，1983年毕业于北京中医学院分院，曾任上海瑞金医院伤科主任、主任医师，现任上海沐阳医院院长及中国中西医结合学会骨伤科分会副主任委员、上海分会主任委员。他发表了《膝关节骨关节病体征与功能的相互关系研究》《手法治疗实验性膝关节炎的血流动力研究》《骨松一号治疗绝经后骨质疏松症初步临床观察》等论文，主持国家自然基金课题"手法治疗膝关节炎的分子机制研究""丹参促进骨折愈合的机制研究"及上海市科学技术委员会课题"魏氏秘方健骨冲剂治疗绝经后骨质疏松"，获得的专利有"多功能仿生按摩机""止痛消肿贴膏"。

4. 奚小冰

奚小冰，男，1971年生，1994年毕业于上海中医药大学，长期在瑞金医院伤科工作，现为副主任医师、上海市中医药学会骨伤科分会秘书。奚小冰2000年起跟随李国衡临诊学习，2006年入选上海市针推骨伤专业高层人才培养计划，拜魏氏伤科传人李飞跃为师。其医疗学术以魏氏伤科学术为特长，已发表与魏氏伤科相关的论文多篇，如《李飞跃主任诊治半月板损伤的经验》《李国衡教授治疗风湿病经验初探》等。近年，他以项目负责人、主要参与者身份共参加市局级以上与魏氏伤科相关课题4项，均已完成并通过验收，其中一项为国家"十五"科技攻关课题，并获国家实用新型专利一项——医用可塑形外固定组件（改良中医小夹板）。已参编专业著作3本。

5. 张昊

张昊，男，1970年生，1994年毕业于上海中医药大学，之后一直在瑞金医院伤科工作，2009 年获硕士学位。张昊自 2000 年起跟随李国衡临诊学习，2012 年被选为第五批全国老中医药专家学术经验继承工作继承人，师从李飞跃。张昊临证以中西医结合治疗为基础，以魏氏伤科学术为特色，突出辨证用药，配合外用药及手法治疗；另在手法治疗的基础上，擅配合针灸辅助治疗。他开设颈椎病、膝关节专病门诊，发表论文《手法治疗实验性膝骨关节炎扫描电镜研究》《针刺运动疗法治疗髌骨关节疾病》《交锁髓内钉治疗股骨骨折疗效观察》《传统中药断骨丹剂型优化后对骨折愈合的生物力学研究》《交锁髓内钉的临床应用》，参编著作《一百天学中医伤骨科》《骨关节损伤魏氏伤科与中西医结合治疗》。

6. 胡劲松

胡劲松，男，1970 年生，1993 年于湖北中医学院本科毕业，1999 年于成都中医药大学骨伤专业硕士毕业，现为副主任医师，在瑞金医院北院伤科工作，任上海市中医药学会骨伤科分会常务委员，2006 年入选上海市针推骨伤专业高层人才培养计划，2012 年入选为第五批全国老中医药专家学术经验继承工作继承人，拜李飞跃为师。胡劲松整理魏氏伤科学术经验和理论研究，对颈腰痛、风湿痹痛、软组织急慢性损伤等疾病的治疗有独特之处，已发表与魏氏伤科相关论文多篇，如《李飞跃治疗腰椎病手法及推拿治疗经验》《中医骨伤科定义之我见》《论魏氏伤科理伤手法之补泻》，已参编专业著作 2 本。

第六章 魏氏伤科外用药物

第一节 敷 药

魏氏伤科的敷药归属于药膏范畴，又称为敷料，制法为将各种药物制成粉末，按照处方规定剂量，集合一处调拌和匀，装入罐内或缸内，加盖勿令泄气，储存待用。使用时，先将药粉放入盆内用冷开水潮湿，加入饴糖，不断调拌至适当稀稠度，即成为敷药。一般将敷药摊敷于牛皮纸上，上覆绵纸，将绵纸一面敷于患处。以后敷药如有干燥现象，黏性尚可时，可以继续加水调拌，黏性欠佳时可以继续加饴糖调拌，以保持适当的稀稠度。

三圣散

【组成】芙蓉叶（去梗筋用）50kg，红赤豆31kg，麦硝粉1.5kg。

【用法】上药共研细末，用蜂蜜和冷开水调和，敷贴患处。

【功效】活血，消肿，清热，止痛。

【主治】跌打损伤，伤在筋肉，肿胀疼痛，或者红肿灼痛。

【方解】芙蓉叶性凉，味微辛，功能凉血活血消肿。李时珍曰："木芙蓉花并叶，气平而不寒不热，味微辛而性滑涩黏，其治痈肿之功，殊有神效。或加生赤小豆末，尤妙。"黄元御《玉楸药解》言："木芙蓉，清利消散，善败肿毒，一切疮疡，大有捷效，涂饮俱善。"红赤豆即赤小豆，性平，味甘、酸，功能利水消肿，解毒排脓，用于水肿胀满、脚气浮肿、黄疸尿赤、风湿热痹、痈肿疮毒、肠痈腹痛。

伤在筋肉，必有瘀血阻络，早期易见瘀血化热，即所谓"损伤之处多有伏阳"，表现为患处红肿发热，甚或体温升高，故治疗除活血之外，应兼顾清热，如此才能迅速消肿止痛。二药虽多用于痈肿，但均有活血、消肿、清热之功，相须为用。

麦硝粉即洗面筋所沉淀小粉，用作赋形剂。

消瘀散

【组成】蒲公英 3500g，乳香炭 1500g，续随子（去油毒）1500g，土鳖虫 1500g，五灵脂 5000g，紫荆皮 2500g，苏木屑 500g，蒲黄炭 1500g，参三七 1500g，川大黄 1500g，刘寄奴 2000g，没药炭 1500g，西泽兰 2000g，紫丹参 2500g，老鹳草 2500g，川当归 2000g。

【用法】以上药味共研细末，用蜂蜜和冷开水调和，敷贴患处。

【功效】活血退肿，消瘀散结，舒筋止痛。

【主治】一切跌打损伤，积血成瘀，积块不散，关节内部瘀滞，动作不灵。

【方解】凡跌打损伤，一旦治疗不及时或治疗不当，容易积血成瘀，出现患处积块不散，关节内部瘀滞，动作不灵。此时治疗当注重舒筋散结，通络止痛，以改善关节功能，但是诸症之根本在于瘀血不散，故用药重在活血消瘀。蒲公英甘、微苦，性寒，功能清热解毒、消肿散结，还有改善湿疹、舒缓皮肤及关节不适的功效。续随子又名千金子，辛、温，有毒，归肝经、肾经、大肠经，功能逐水消肿、破血消癥。紫荆皮，《滇南本草》曰："性温，味辛苦，有毒。治筋骨疼痛，风寒湿痹，麻木不仁，瘫痪痿软，暖筋，止腰痛。"老鹳草，《本草纲目拾遗》谓之能"去风，疏经活血，健筋骨，通络脉。治损伤，痹症，麻木，皮风"。此四药合用，善舒筋散结，祛风止痛，改善关节功能。再以紫丹参、川当归、乳香炭、土鳖虫、五灵脂、苏木屑、没药炭、蒲黄炭、参三七、川大黄等大队的活血药为伍，诸药功用相近而各有所长，协同作战，以期毕其功于一役，免遗瘀为患，导致关节瘀滞，功能受限，缠绵不愈。

两组药一以舒筋散结、改善关节功能治其标，一以活血化瘀治其本，是标本同治之理。

断骨膏

【组成】川续断5000g，荆芥穗2500g，川大黄1000g，参三七5000g，上肉桂500g，水防风2500g，川白及2500g，干公英2000g，五加皮5000g，自然铜（醋淬）2500g，落得打5000g，乳香炭12500g，川羌活2500g，皂角子（土煨透）5000g，土鳖虫2000g，没药炭12500g，香橼皮5000g，红茜草2500g。

【用法】以上药味共研细末，用蜂蜜和冷开水调和，敷贴患处。

【功效】活血，退肿，止痛，长骨。

【主治】一切跌打损伤、骨折、骨裂、脱骱，血阻不散，肿胀疼痛。

【方解】中医治疗骨折分为初、中、后三期，初期以活血化瘀、消肿止痛为主，中期以接骨续筋为主，后期以补肝肾、养气血及壮筋骨为主。但是外治之法在此三期多以药膏外用。

跌打损伤，重则骨折脱骱，轻则扭损伤筋，移位所致的畸形、骨擦音、异常活动可以手法整复筋络骨骱为首务，还可见疼痛、肿胀、瘀斑、活动障碍等。此为伤后瘀阻为患，宜用药治疗，且以活血化瘀为先，古谓"损伤一证，专从血论"，即是此义。宋代《太平圣惠方》已指出，活血化瘀药有"散瘀血，理新血，续筋骨"的功能。清代《疡医大全》引陈达公《冰鉴》说得更具体:"有跌伤骨折……宜活血化瘀为先,血不活则瘀不去,瘀不去则骨不能接也……瘀去新骨生则合矣。"血与气相依,气行则血行,血滞成瘀,气亦滞涩不行。故治伤活血多稍加理气之品以助血瘀行散。再者,自我国第一部伤科方书,也是骨折论治学专著,唐代蔺道人《仙授理伤续断秘方》始,治筋骨损伤之剂又多参入治风剂。中医中凡以躯干四肢疼痛为主症的病证多以"风"为病名,如颈项部的"虎项风",肩部的"漏肩风",臀腿部的"坐臀风"等,盖其病多由血瘀与风邪互传而致。伤后瘀阻,营卫不谐,卫外不固,易为风邪所袭,故治伤佐入疏解祛风药能助瘀血行散而得清彻,甚至有皆用治风之品以治伤痛之方。因此,治跌打损伤、骨折伤筋之血阻不散,肿胀疼痛,皆以活血化瘀为主,佐理气、祛风药,骨折则又多入续骨药物。

本方以三七、乳香、没药三味为君。三七散瘀消肿,止血定痛,《本草纲目》谓:"金疮要药……凡跌仆伤损,瘀血淋漓者,随即嚼烂罨之即止,青肿者即消散。"无论内服外敷,三七都为治伤圣药。乳香、没药散瘀活血,消肿定痛。乳香辛香,更能调气。二者多合用,《仙授理伤续断秘方》称"合(伤)药断不可无乳香、没药",足见其为治伤要药。二药在本方中用量最重,与三七同为君药,以显本方活血退肿止痛的主旨。

大黄破积瘀,行瘀血,推陈致新,《神农本草经》用于"瘀血、血闭"之证,《濒湖集验方》记录本药外治跌仆伤损、瘀血流注,有"一夜黑者紫,二夜紫者白也"的记载,反映本药外治损伤瘀凝肿胀疗效卓著。瘀血凝聚,有化热成毒之虑,大黄又善泻热毒,用之既散瘀又泄热,是方中重要的辅助药物。皂角刺善于消散穿透,可直达病所,以利瘀散肿消。此药又能拔毒,与大黄合用足以为瘀血变症设防。川断调血脉,续筋骨,自《神农本草经》始,已用于"折跌,续筋骨",《本草汇言》称"大抵所断之血脉非此不续，所伤之筋骨非此不养"。五加皮一药接筋续骨，捣敷伤处可治损骨，与川断皆使本方具有长骨的功效，再则活血祛瘀，善祛风湿。此上四味，是为臣药。

血喜温而恶寒，散瘀活血当予温药，然而瘀久可化热，故当佐寒性活血化瘀药以使寒温得宜，瘀得温而散，又使热泻而不致热蕴，甚至成毒。臣药大黄有此功效却尚嫌力单不足，方中以土鳖虫、落得打、蒲公英三味相佐。土鳖虫咸寒，逐瘀破积，通络理伤；落得打苦、辛、寒，清热利湿，消肿解毒；蒲公英苦、甘、寒，清热解毒，散结消肿。三味逐瘀通络，且药性寒平和，可调节君药偏温之性。自然铜散瘀止痛，接骨续筋，近代研究证实其有续骨功效，佐以川断以治骨骼折裂。羌活、荆芥、防风温散祛寒，利关节，止疼痛。肉桂、香橼皮芳香理气，推动血气畅达，使气行血亦行，佐诸活血化瘀之药，使之行动而得效。白及消肿生肌，茜草活血而通经活络，引诸药退瘀斑，消肿胀，止疼痛。

本方突出治伤要药三七、乳香、没药，以活血化瘀为主，合诸药续骨理筋，祛风通达，理气活血。本方配伍全面，寒温得当，为治疗一切跌打损伤、骨折伤筋之血阻不散，肿胀疼痛的外用效方。

碎骨膏

【组成】骨碎补4500g，白及片2000g，红陈皮4500g，五加皮4500g，大梅片500g，麝香2500g，参三七4500g，虎胫骨（猪骨代）4双，活地鳖2000g，印血竭2000g，乳香炭4500g，川续断2000g，没药炭4500g，西月石（生用）1000g，雌雄活鸡（连毛带骨捣乱成泥）各2只。

【用法】以上药味共研细末，用蜂蜜和冷开水调和，敷贴患处。

【功效】活血，止痛，长骨。

【主治】一切跌打损伤、大小骨折、骨碎、骨膜损伤等症，为接骨要药。

【方解】本方为接骨要药，用于骨折病情较重者。方中雌鸡、雄鸡、虎胫骨（猪骨代）为血肉有情之品，取中医以脏养脏之意以接骨续筋，配骨碎补、川续断、白及以疗伤续骨为主，再以乳香、没药、血竭、三七、土鳖虫、五加皮消肿止痛，更用麝香、梅片、陈皮芳香开窍，使药性透入断处，以使断者接续，碎者复完。

以上临床上常用的四种敷药用法如下。

摊药：各种外用敷药，在摊制时须厚薄均匀、软硬适宜（大小应根据伤处范围来决定），若高低不平、过软过硬，病人会有不舒服的感觉，而且影响效果。各种敷药摊制在牛皮纸上，必须盖上一层薄绵纸，然后才能敷贴在患处。这样在下次换药时不至于粘污伤处，而且又能减少药物对皮肤的刺激。

换药：消肿敷药，伤情严重者每日更换，轻者每隔 1～3 日换药一次。长骨敷药在骨折初期每隔 1～2 日换药一次，后期每隔 3～7 日换药一次。换药天数热天较短，冬天较长。换药时，对骨折患者，须助手托握骨折两端，托时两手用力平均、高低平衡，向两端牵引固定，勿使断端移动，而后拆除旧药，换上新药，继续夹板固定。换药时，动作要轻而仔细，切忌粗暴，以防震动患处，增加病人痛苦。

各种敷药在使用过程中均须注意皮肤的变化。如有红、痒等过敏现象，应停止使用，改用油质敷料（即上述敷料用凡士林或者麻油调制）。

第二节 软 膏

软膏与敷药同属中医伤科药膏，魏氏伤科将软膏称为"药膏"。魏氏伤科的软膏制法是将特定处方所载药物（除黄蜡、冰片外）与麻油一同放入锅内，用文火煎熬，将药炸透，然后滤去药渣，成为黑色药液，再加入黄蜡与冰片，用木棒捣调拌匀，冷却即成软膏。

舒筋活血膏

【组成】西红花 60g，明没药 60g，川白芷 120g，西当归240g，白附子 30g，山钩钩 120g，西紫草 60g，黄栀子 60g，黄药子 30g，生甘草 60g，刘寄奴 60g，粉丹皮 60g，大梅片 60g，小生地 240g，乳香汁 60g，露蜂房 60g，川大黄 120g，白药子 30g，麻油 4500g，黄蜡 1500g。

【用法】先用热水将患处洗透，使毛窍开放。再将药膏搽于患处，用手心轻轻揉擦。每日 2～3 次，每次 20 分钟左右。

【功效】舒筋活血，通络止痛，润肤消肿。

【主治】一切跌打损伤，伤筋之筋缩酸胀、疼痛、麻木，骨折、脱骱后关节动作不灵。对冻疮及皮肤湿癣亦有一定的疗效。

【方解】伤筋后筋缩酸胀、疼痛、麻木及骨折、脱骱后关节动作不灵为损伤后常见症状。骨骺损伤，日久而致关节粘连，也为常见的伤科病症，责其病因，多有瘀血不去，筋缩不舒，治疗应活血以化宿瘀，舒筋通络以展筋松节。

西红花、明没药、乳香汁、西当归活血以化宿瘀；川白芷、白附子、山钩钩、刘寄奴、露蜂房合用祛风除湿，舒筋通络；粉丹皮、大梅片、小生地、川大黄、白药子、西紫草、黄栀子、黄药子、麻油、黄蜡、生甘草清热解毒消肿。本软膏因含油脂，用之可滑润肌肤，故又可用作按摩的介质。

水火烫伤膏

【组成】滴乳香30g，明没药30g，紫草21g，全当归60g，西吉子45g，川黄柏21g，大生地90g，真黄蜡500g，真麻油2500g，寒水石15g，川白芷45g，牡丹皮45g。

【用法】先用冷开水冲洗伤处以清洁消毒，次用鸡毛翎一根，沾上药膏，扫在患处或摊在消毒纱布上敷在患处。轻者每日更换1~2次，重者须2次以上。换药时创面如有白色脓液，此乃热毒外出，可洗净后再换新药。

【功效】清凉解毒，化腐生肌，止痛。

【主治】各种轻重不同、大小不等之水火烫伤。

【方解】水火烫伤后轻则局部红斑、疼痛，次则水疱，重则皮肉焦黑或筋骨外露。由于强热作用于人体，热毒入侵，气血瘀滞，轻者皮肉腐烂，重者热毒炽盛，伤及体内阴液，治宜清热解毒，化腐生肌。

川黄柏、大生地、寒水石、牡丹皮清热解毒；滴乳香、明没药、西吉子、川白芷化腐生肌，止痛；当归、紫草、黄蜡养血祛瘀，敛疮生肌，用以补其不足；麻油养血润燥，以助生肌之力。

黄白软膏

【组成】黄药子18g，白药子18g，紫草24g，黄栀子24g，生地60g，血竭15g，冰片10g，白芷24g，当归45g，乳香45g，没药45g，大黄24g。

【用法】先用热水将患处洗透，使局部皮肤毛窍开放，然后将软膏涂于患处，用手心揉擦。每日2~3次，每次20分钟左右。

【功效】活血逐瘀，消肿镇痛。

【主治】跌仆受损、骨折脱位后期或软组织损伤后期局部及关节肿胀疼痛、活动不利。

【方解】跌仆受伤，络脉受损，营血离脉，瘀阻肿胀；同时血离经脉，瘀血阻滞，气滞不通，瘀血内阻，郁而化热，故损伤初期多为局部肿胀、发热、疼痛；日久瘀血凝滞，气滞失畅，又致肿痛不消；骨折、脱骱后瘀滞阻络，致关节活动不利。

本方选用白药子，苦、辛、凉，功用凉血清热止痛；黄药子功效凉血散结。二药合用消肿痛，散瘀血，疗伤痛，为本方君药。方中紫草一物，临床多用以透瘀凉血，此处则取《本草纲目》记述"其功长于凉血活血"之功效，同时合以清热活血之栀子，共奏清热、活血、散瘀之效。方中生地，《本草经百种录》记载其"性凉而滑利流通……"增强前药通血脉作用。血竭专于血分，为散瘀定痛之要药，《唐本草》称其善"破积血"，专治跌打折损，内伤瘀痛。冰片消肿止痛。除上述凉血活血药物之外，本方又选用辛温之白芷、当归，前者辛香散结而入血止痛，后者尤善行血止痛。故本方对损伤初期局部肿痛有清热消肿之功，但尤对损伤后期局部及关节瘀滞肿痛、活动不利行温散行滞之力。再者，方中乳香通气活血，舒筋定痛；没药散血去瘀，消肿定痛；大黄入血分破瘀血。故全方活血逐瘀、消肿镇痛效宏力专，对软组织损伤后局部肿痛及骨折脱骱后期关节肿痛、活动不利颇具良效。

第三节　膏　药

膏药是将方内所载药物分为粗料和细料两种，粗料先与麻油一起放入大铁锅内，用文火煎熬，将药渣炸透后，用铜筛滤去药渣，这时成为黑色药油。将药油重新倒入锅内，继续用烈火煎熬，熬至滴水成珠时再按与油之比例（视当时不同季节）加入适量的黄丹和细料，急速用木棍捣拌，放出黑白烟气，然后倒入冷水缸中，即成黑膏药。待药凝厚成膏，分成若干小块，捏成一团，继续投放于冷水中浸泡 21 天，每日换水一次，去其火毒，这样能减少贴后皮肤受到的刺激。最后，将膏药温烊，摊在布上，根据伤处大小制成大、中、小三种，敷贴患处。

伤膏药

【组成】落得打（生用）30g，川断条 30g，老紫草 18g，桑寄生 24g，紫荆皮 24g，小生地 90g，香白芷 18g，黄栀子 30g，西红花 18g，木鳖子 24g，京赤芍 18g，西当归 18g，透骨草 24g，海桐皮 24g，粉甘葛 18g，南川芎 24g，大白芍 24g，青风藤 18g，山地狗 10 只，川大黄 24g，紫丹参 24g，大独活 30g，红茜草 30g，川羌活 30g，兔儿酸 30g，上肉桂 24g，土鳖虫 18g，肉苁蓉 24g，甘狗脊 30g。

【制法】以上 29 味植物药，用真麻油 5300g，同入大锅内熬炼，提出药液，再加上以下 7 味矿、动物药，研为细料：黄丹（二成药液，一成黄丹），真阿魏（焙用）12g，乳香 30g，麝香 12g，没药 30g，薄荷霜 12g，大梅片 18g。

【用法】将膏药温烊，摊在布上，根据伤处大小分成大、中、小三种，温贴患处。

【功效】活血止痛，消散结块，舒筋，退肿，生肌收口，坚强筋骨。

【主治】跌打损伤，红肿胀痛，血阻不散，宿伤隐痛，伤筋结块。

【方解】跌打损伤，血阻不散，久而不愈，渐成宿伤，而见患处隐痛、伤筋结块，其病机复杂，多有血瘀、痰凝、风寒湿阻、筋骨痿痹，甚或化腐成脓。故治疗必以大复方，诸药协同，活血止痛，消散结块，舒筋退肿，坚强筋骨，诸般功效悉备，如大营主将，坐镇中军，统领万队，虽有大敌，其气足以涵盖，任变幻百出，终不能越其范围。

黄丹，辛，微寒，外用拔毒生肌、收敛解毒，煎膏用此药以止痛生肌；当归、川芎、山地狗（白蔹）、丹参、土鳖虫活血化瘀；紫荆皮、木鳖子、川芎、老紫草、小生地、黄栀子化瘀退肿，消散积块，凉血止痛；白芷、透骨草、兔耳酸（穿地铃）、海桐皮、肉桂、粉甘葛、青风藤、羌活辛温发散，以舒筋活络；川断、桑寄生、苁蓉、狗脊强筋壮骨。膏中必得通经走络、开窍透骨、拔病外出之品为引，黄丹、真阿魏、乳香、麝香、没药、薄荷霜、大梅片共为细料，即兼此功。

骨科膏

【组成】紫灵芝 1 棵，远志肉 30g，自然铜 24g，五加皮 24g，生虎骨（猪骨代）24g，紫河车 1 具，仙茅 24g，白蔹草 18g，粉丹皮 45g，大独活 45g，甘狗脊 45g，土茯苓 45g，漏芦根 18g，老鹰爪（鸡爪代）1 双，红茜草 24g，杭白芍 90g，川羌活 45g，活地鳖 14 只，干茅根 18g，水防风 45g，白附子 24g，怀生地 60g，西红花 24g，钱当归 60g，生甘草 18g，川牛膝 24g，骨碎补 45g，西泽兰 30g，川断炭 45g，白及片 24g。

【制法】以上 30 味药，用真麻油 5300g，同入大锅内熬炼，提出药液，再加上以下 8 味药：麝香 12g，没药 45g，乳香 45g，肉桂粉 24g，上冰片 12g，煅象皮粉 12g，三七粉 30g，黄丹（二成药液，一成黄丹，炒用）。

【用法】将膏药温烊，摊在布上，根据伤处大小分成大、中、小三种，温贴患处。

【功效】活血，长骨，止痛，通骨髓，活络退肿。

【主治】一切大小骨伤，骨折、骨碎、骨裂、骨膜损伤。

【方解】一切大小骨伤，病机不外血瘀骨断，其治疗总则不外乎活血长骨，而肿痛为其不易之症，止痛活络退肿为主要治则。方中灵芝、远志、五加皮、自然铜、虎骨（猪骨代）、紫河车、狗脊、仙茅、老鹰爪（鸡爪代）、骨碎补、川续断、牛膝长骨强筋，为主药；配合白蔹、漏芦、丹皮、茜草、土鳖虫、当归、红花、生地、茅根、白及、白芍、生甘草、土茯苓以消肿解毒，活血祛瘀；羌活、防风、白附子性味辛香，通络息痛。

三益膏

【组成】穿山甲 45g，土茯苓 60g，紫藤枝 42g，蒸熟地 60g，西红花 12g，川桂枝 124g，生龟板 90g，菊花根 60g，西紫草 18g，紫地丁 60g，生甘草 18g，大生地 90g，干水仙 30g，大青根 18g。

【制法】以上 14 味药，用真麻油 5300g，同入大锅内熬炼，提出药液，再加上细料味：麝香 9g，蟾酥 3g，没药 30g，乳香 30g，熊胆 3g，梅片 12g，黄丹（炒用，二成药液，一成黄丹）。

【用法】将膏药温烊，摊在布上，根据伤处大小分成大、中、小三种。温贴患处。

【功效】活血，止痛，消散，化腐生肌，去瘀生新，拔毒排脓。

【主治】跌打损伤，伤后积血不散，红肿高大，疼痛欲溃。大小关节扭伤，伤筋结块，流注疮疡等症。

【方解】跌打损伤，伤后积血不散，化热成脓，以致红肿高大，疼痛欲溃，甚或形成流注疮疡。故治宜拔毒排脓，化腐生肌，同时活血消散以祛瘀生新。

菊花根、西紫草、紫地丁、生甘草、大生地、干水仙、大青根，再配上细料中的蟾酥、熊胆，功能清热解毒，化腐排脓，加入麝香、梅片芳香开窍，助瘀肿消散。方中穿山甲、土茯苓、紫藤枝化瘀散结，消肿止痛。蒸熟地、生龟板、熟地益髓填精，龟板为血肉有情之品，擅补精血，又可潜阳，二药合用，仿大补阴

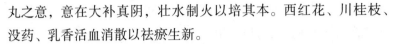

丸之意，意在大补真阴，壮水制火以培其本。西红花、川桂枝、没药、乳香活血消散以祛瘀生新。

《外科大成·卷二》也有方名"三益膏"，组成为银朱、蓖麻子肉，主治血风臁疮。本方亦名"三益"，与其主治功效相似，但组成更为复杂，照顾更为全面，药效更强，适应范围更广。

风湿膏

【组成】钻地风15g，海桐皮30g，千年健15g，甘狗脊15g，川羌活30g，大生地90g，山蜈蚣21g，川红花24g，千里光15g，木鳖子12只，大独活30g，桑寄生24g，川当归60g，山荆芥30g，生草乌30g，生川乌30g，水防风30g，山僵蚕15g，京赤芍24g，川白芷24g，山地狗12只，紫地丁30g，茅苍术30g，生甘草30g，明天麻15g，鸡血藤24g，苏薄荷15g，山蝎子12只，土鳖虫24只，生半夏24g，土茯苓60g，西紫草24g，白附子30g。

【制法】以上36味药，用真麻油5300g，同入大锅内熬炼，提出药液，再加上细料7味：麝香9g，蟾酥3g，没药30g，乳香30g，熊胆3g，梅片12g，黄丹（炒用，二成药液，一成黄丹）。

【用法】将膏药温烊，摊在布上，根据伤处大小分成大、中、小三种。温贴患处。

【功效】追风散寒，活血消肿，止痛，化湿，祛风毒，消炎，通经络。

【主治】一切新旧风湿关节炎症，筋骨疼痛，无名肿毒。

【方解】风寒湿痹阻关节，症见筋骨疼痛，中医名为"痹"，西医多归于关节炎，治法主要是祛风除湿、散寒止痛、温通经络，但痹阻日久，易化瘀生热而成为无名肿毒，故常需清热祛风解毒。方中蜈蚣祛风攻毒散结，其走窜之力最速，能开经络气血凝聚，又善解毒，以消疮疡诸毒；钻地风功能舒筋活络、祛风止痛，主治风湿痹痛；千里光则依其苦、辛、寒的药性，长于清热解毒。此三药是方中主力。生草乌、生川乌、木鳖子、海桐皮、川羌活、山荆芥、水防风、川白芷、茅苍术、苏薄荷、千年健、甘狗脊、大独活、桑寄生、川当归共奏祛风除湿、散寒止痛、温通经络之功，又有川红花、山地狗、鸡血藤、土鳖虫、当归活血化瘀，加入软坚化痰散结的山蜈蚣、山僵蚕、山蝎子、生半夏、土茯苓、西紫草、白附子、白芥子、半夏、南星、明天麻、甲片、僵蚕以助活血温运之功，从而能更好地消除损伤以后或风寒留着所致的肌筋粘结，甚至局部成块成索等症。方中除了祛风散寒及软坚化痰散结药物外，又集乳香、没药、生川乌、生草乌等或活血止痛，或理气止痛，或散寒止痛等止痛药的大成。因此，既能针对病机，又能较好地改善疼痛症状。紫地丁、京赤芍、生甘草、大生地、蟾酥、熊胆、梅片、黄丹均有清热解毒之效，用于此处既有预防无名肿毒之意，又有监制方中诸药热性之功，可佐治兼预防。本方标本兼治，防治结合，适用于一切新旧风湿关节炎症，筋骨疼痛。

第四节　散　剂

外用散剂与内服散剂制法相同，只是粉末较内服散剂要求更为细腻，以使创面易于吸收。

生肌散（生肌膏）

【组成】百草霜（飞用）240g，煅象皮60g，雄黄精120g，炉甘石（飞用）240g，寒水石30g，小珍珠30g，西瓜霜60g，大梅片15g，双儿茶30g，上朱砂60g，没药炭120g，当门子15g，乳香炭120g，血余炭240g，血琥珀15g，印血竭90g，白石脂（飞用）120g。

【用法】先将伤口用盐开水洗净，然后将此散撒入患处，用纱布绷带包扎。如溃烂伤口较深，将此散撒入深处，外贴三益膏，可以拔脓生肌。每日换药 1～2 次。

【功效】推陈换新，去腐生肌，提毒排脓，收敛，生长新肉，止痛。

【主治】跌打损伤，皮肉损伤或溃烂久不收口，或皮肤湿疮及刀伤出血等症。

生肌膏是用生肌散加 20 倍凡士林调拌而成。用于伤口脓水不尽，皮破干痛，皮肤红痒等症。

【方解】跌打损伤，皮肉损伤或溃烂久不收口，或皮肤湿疮多半是久伤未复，腐肉不去，新肉不生。凡疮疡掀肿痛痒，溃烂后浸淫不休，经久不愈者，统称为恶疮，皆是热毒内淫，瘀血留滞，以至于伤口渗液渗血，疼痛瘙痒。其治疗一要清热解毒排脓以去腐肉，二要活血化瘀以推陈换新，三要收敛生肌以生新肉。

百草霜又名锅底灰、锅烟子，为杂草经燃烧后附于锅底或烟筒中所存的烟墨，《玉楸药解》谓其味辛，气平，功能敛营止血、清热消瘀，配以雄黄精、寒水石、大梅片、西瓜霜、上朱砂更增清热解毒排脓之功。血竭、儿茶、乳香、没药、红花、朱砂、冰片、麝香即七厘散，有活血祛瘀、止血止痛之功，取瘀血不去，新血不生之意。煅象皮、炉甘石、小珍珠、血余炭、血琥珀、印血竭、白石脂皆收敛生肌以生新肉。此方的特点在于全部使用矿物药，更易于制成细粉，适用于创伤表面。

化腐生肌散（化腐生肌膏）

【组成】净蟾酥（熟用）21g，印血竭（生用）90g，白石脂（生用）120g，乳香炭 120g，血余炭 240g，炉甘石（飞用）240g，没药炭 120g，百草霜（飞用）240g，当门子 15g，人中白（煅用）30g，大珍珠（生用）30g，雄黄精 120g，西瓜霜（生用）60g，煅象皮 60g，月石 30g，上朱粉（生用）60g，寒水石

（生用）30g，双儿茶（煅用）30g，大梅片（生用）15g，血琥珀（生用）15g。

【用法】凡灼伤皮肉焦腐者，可用麻油与药粉调和如浆糊状，敷在患处。如腐烂周围有脓水嫩肉者，可用水火烫伤膏加十分之一的化腐生肌散调涂患处。

金疮、皮肉损伤，须将伤口洗净，用此散搽在患处，用纱布包扎，或者凡士林调成软膏外敷。

【功效】化腐去瘀，排脓水，生肌收敛，推陈致新，活血止痛。

【主治】烫伤，金疮，皮肉损伤，疮口溃烂，腐肉不去，脓水不清，疼痛不止。

【方解】本方所治之证与上方相比，病情更重，主要是热毒尤甚，表现为脓水不清、疼痛不止。故治疗原则虽同，但须加重清热解毒排脓之功。与上方相比本方有以下改变：①加三味清热解毒药。净蟾酥，《本草求真》谓其"味辛，性温，有毒，能拔一切风火热毒之邪，使之外出。盖邪气着人肌肉，郁而不解，则或见为疔肿发背、阴疮、阴蚀、疽疠恶疮，故必用此辛温以治。盖辛主散，温主行，使邪尽从汗出，不留内入，而热自可以除矣"。人中白为凝结在尿桶或尿缸中的灰白色无晶形之薄片或块片，洗净干燥而成，性味咸寒，《本草正》谓其"大治诸湿溃烂，下疳恶疮，生肌长肉，善解热毒"。月石，味甘，咸，性凉，归肺、胃经，功效外用清热解毒。加入此三药，清热解毒之力大增。②将生肌散中的小珍珠改为大珍珠，加强收敛生肌之力。本方去腐拔毒之力较盛，用于患处腐肉较多，溃水脓液甚者为宜。

绿袍散

【组成】嫩辛夷（焙黄）5只，寒水石（生用）12g，黑三七（生用）30g，川黄连（生用）9g，飞石膏12g，飞青黛12g，侧

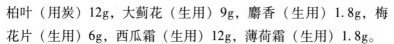

柏叶（用炭）12g，大蓟花（生用）9g，麝香（生用）1.8g，梅花片（生用）6g，西瓜霜（生用）12g，薄荷霜（生用）1.8g。

【用法】将药粉包在棉花球内（根据鼻孔大小），塞入鼻孔内，每日换2~3次。

【功效】止血凉血，推陈致新，醒脑开窍。

【主治】一切跌打损伤，鼻孔出血不止。

【方解】跌打损伤，鼻孔出血不止，多半是头部外伤损伤血络所致。头为诸阳之会，精明之府，伤后易化热，易损及脑髓，故治疗当凉血止血、醒脑开窍。

嫩辛夷，辛，温，入肺、胃经，《本草新编》称其"通窍而上走于脑舍"，配合麝香、梅花片辛香走串，醒脑开窍，引诸药上行入脑入鼻。飞石膏、飞青黛、寒水石、黑三七、川黄连、侧柏叶、大蓟花、西瓜霜、薄荷霜协同作用，以清热凉血止血。此方唯辛夷焙黄用，侧柏叶用炭，其余诸药皆生用，因生用凉血止血之功尤佳。

无论中西医，鼻腔填塞都是目前治疗鼻衄的主要方法，以药粉包塞鼻孔，配合凉血止血和醒脑开窍中药，不但加强止血效果，还能兼顾治疗头脑损伤。

第五节　药　水

魏氏伤科外用药水为药物经高粱酒或米醋浸泡一定时间后制成，常做外用搽擦之用，临床具有使用方便的特点，用于筋骨关节损伤后期舒筋活络。

活络药水

【组成】黄灵芝4棵，生川乌1000g，参三七1000g，川地龙240g，鸡冠花120g，川羌活1000g，海桐皮500g，明天麻500g，

伸筋草 500g，鲜毛姜 500g，川牛膝 500g，汉防己 500g，川红花
500g，东鹿筋 1000g，川当归 1000g，苏薄荷 240g，川木瓜 500g，
滴乳香 1500g，明没药 1500g，苦瓜蒂 240g，生草乌 1000g，川断
条 500g，土鳖虫 240g，川麻黄 500g，大独活 1000g，干地狗
240g，马鞭草 120g，牛蒡根 500g，生半夏 500g，生甘草 240g，
天南星 500g，淫羊藿 1000g，纯钩钩 500g，老紫草 500g，左秦艽
1000g，桑寄生 500g，黄栀子 240g，怀生地 1500g，防风条 500g，
老鹰爪（鸡爪代）6 双，生虎骨（猪骨代）500g，青风藤 500g，
白附子 1000g，川椒目 240g，老鹳草 500g，川细辛 240g，净茵芋
500g，白僵蚕 500g，马兰花 240g，九孔子 240g。

【制法】以上药物集合一处，放入大缸之内，再放入优级高
粱酒 160kg，米醋 40kg，同药浸泡。浸泡时间须以 360 天为限，
借三九三伏之气候，方为合格。届时将药渣用绢罗滤去。再待药
水澄清之后，装入瓶中，塞紧瓶口，勿令气泄。

【用法】先将患处用热水洗透，使毛窍开放。再用药水搓擦
患处，用手心由轻而重徐徐搓揉。每日 2~3 次，每次约 20 分钟。

【功效】舒筋活血，止痛，追风，活筋络，壮筋散结，温经
活络。

【主治】伤筋结块，筋缩作痛，筋胀挛痛，伤筋受冷，酸痛
无力，风寒入筋络，麻木不仁，筋力失常等症。

如皮肤有红痒等过敏现象，应停止使用。此药只限外用，不
可内服。

【方解】损伤之后伤筋结块、筋缩作痛、筋胀挛痛、酸痛无
力、麻木不仁、筋力失常等症是最为常见的后遗症，乃伤筋受
冷，风寒入筋络所致。对因治疗则宜祛风散寒，温经活血；对症
治疗则舒筋散结，活络止痛；病久经筋失养，又宜壮骨坚筋。损
伤夹杂风寒湿，多缠绵日久，病势多头，纠结难解，非小方能

除，故常以大复方为之。

此方中净茵芋临床少用，其味辛、苦，性温，有毒，功能祛风胜湿，主治风湿痹痛，本方用之，正如《本经逢原》所言："其治关节风湿痹痛，是其正治。"生川乌、生草乌、川羌活、鲜毛姜、川麻黄、汉防己、苏薄荷、左秦艽、防风条、川细辛、黄灵芝、参三七、川地龙、鸡冠花、海桐皮、牛蒡根、川椒目祛风散寒温经，当归、红花、川牛膝、乳香、没药、土鳖虫、马鞭草活血祛瘀，明天麻、伸筋草、川牛膝、川木瓜、老紫草、老鹳草、九孔子、马兰花、纯钩钩舒筋活络，天南星、生半夏、白附子、白僵蚕、黄栀子、苦瓜蒂化痰散结，东鹿筋、川当归、川断条、淫羊藿、大独活、干地狗、老鹰爪（鸡爪代）、生虎骨（猪骨代）、桑寄生、怀生地壮筋健骨。

第六节 洗 方

洗方即用作熏洗的一种方剂，就是将方内所载的药物放入锅内，加满水煮沸，熏洗患处，每日 2～3 次，每次 20～30 分钟。洗时均需煮沸。每剂药可用 2～3 天，当天洗后不要倒去，第二天再加水煮沸，继续熏洗。药水烫时熏用，待之温和时洗用，用时须防止烫伤皮肤。

腰脊胸腔洗方

【组成】乳香炭 9g，没药炭 9g，落得打 9g，川乌 6g，草乌 6g，左秦艽 9g，鸡血藤 9g，干毛姜 9g，川当归 12g，川断条 9g，海桐皮 9g，土鳖虫 6g，羌活 12g，独活 12g，水防风 12g。

【用法】煎水熏洗，每日 2～3 次。

【功效】止痛，祛风，活血通络。

【主治】跌打损伤，腰脊胸腹等处肿胀疼痛，筋缩，关节动作不灵。

【方解】跌打损伤，腰脊胸腹等处肿胀疼痛，筋缩，关节动作不灵多半是由于损伤失治，瘀血未去，复又风邪外袭，致络脉不畅，经筋不利，治宜活血止痛与祛风通络同用。

乳香炭、没药炭、落得打、川断条、土鳖虫、川当归活血化瘀止痛，川乌、草乌、左秦艽、海桐皮、羌活、独活、水防风祛风通络。久病必虚，筋骨痹阻日久，多见痿弱，用鸡血藤、干毛姜、川断条、川当归养血壮筋舒筋，是通中兼补之意。

活血化瘀洗方

【组成】当归尾 12g，紫丹参 9g，老苏木 9g，土鳖虫 9g，乳香 9g，没药 9g，西泽兰 12g，老紫草 9g，刘寄奴 12g，路路通 9g。

【用法】煎水熏洗，每日 2~3 次。

【功效】活血化瘀，止痛。

【主治】跌打损伤，血瘀阻滞，肿胀坚硬，疼痛不止。

【方解】跌打损伤，筋骨血络受损，必有瘀血，瘀血停滞，又阻滞血脉，以致津液不行，出现患处肿胀坚硬，疼痛不止，其治疗原则就是活血化瘀，兼顾舒筋通络。

本方以当归尾、紫丹参、老苏木、老紫草、刘寄奴、西泽兰大队的活血祛瘀药荡涤积滞，又配合土鳖虫、乳香、没药止痛，路路通舒筋通络。

睾囊损伤洗方

【组成】落得打 9g，紫荆皮 12g，乳香 9g，没药 9g，当归尾 12g，马鞭草 12g，生甘草 6g，土鳖虫 9g，羌活 12g，独活 12g，川红花 9g。

【用法】煎水熏洗，每日 2~3 次。

【功效】活血消肿止痛。

【主治】睾囊损伤，肿胀青紫疼痛。

【方解】睾囊损伤，血瘀积液，最为明显的症状就是局部的肿胀疼痛，治当活血消肿止痛。

落得打又名积雪草，为魏氏伤科治伤常用药味，既能活血消肿止痛，又有清热解毒利水的功效；马鞭草，功专清热解毒，活血散瘀，利水消肿，善治损伤及下部湿疮。二药配合，用治睾囊损伤殊为得当。乳香、没药、当归尾、土鳖虫、川红花活血化瘀止痛，紫荆皮、羌活、独活祛风胜湿，以助消肿之力。

四肢洗方

【组成】桑枝 9g，桂枝 9g，淫羊藿 12g，川红花 6g，川牛膝 12g，川萆薢 9g，伸筋草 9g，透骨草 12g，乳香 9g，没药 9g，川木瓜 6g，川羌活 9g，大独活 12g，落得打 9g，川当归 9g，补骨脂 9g。

【用法】煎水熏洗，每日 2～3 次。

【功效】通利关节，温筋通络，活血祛风。

【主治】四肢骨节筋络损伤，肿胀疼痛，关节动作不利。

【方解】四肢骨节筋络损伤，肿胀疼痛，关节动作不利，多半是损伤后血瘀阻滞兼夹感受风寒湿所致，治当活血祛风，温经通络，利关节。

本方桑枝、桂枝、牛膝、木瓜、补骨脂温通四肢关节，配合红花、当归、落得打活血舒筋，羌活、独活、萆薢祛风化湿通络。诸药配伍，关节得以通利，邪去瘀化，疼痛自除。

舒筋活血洗方

【组成】伸筋草 9g，川红花 6g，海桐皮 9g，左秦艽 9g，兔儿酸 6g，大当归 9g，山钩钩 9g，大独活 9g，乳香 6g，没药 6g。

【用法】煎水熏洗，每日 2～3 次。

【功效】舒筋活血止痛。

【主治】关节伤后，血络不活，僵硬、酸痛等症。

【方解】跌打损伤，瘀血留滞经脉，气血为之不通，则血络不活，出现关节僵硬、酸痛等症，治当以舒筋为主，兼顾活血止痛。

伸筋草、海桐皮、左秦艽、山钩钩、兔儿酸（可用透骨草代替）、大当归舒筋活络，除湿止痛，兼活血行滞；大独活、川红花、当归、乳香、没药活血止痛。本方既可祛风湿、通经络，又能祛瘀血、止痹痛，用治跌打损伤中后期，寒湿瘀阻经脉之疼痛症。

化瘀洗方

【组成】刘寄奴 12g，大蓟 12g，小蓟 12g，川大黄 6g，川萆薢 12g，川红花 6g，羌活 12g，独活 12g，冬桑枝 9g，土鳖虫 6g，大川芎 9g。

【用法】煎水熏洗，每日 2~3 次。

【功效】化瘀，破积。

【主治】一切跌打损伤，脱骱，积血成瘀，血络不活，筋缩作痛等。

【方解】损伤失治，易致积血成瘀，出现血络不活，筋缩作痛等，治疗重在活血化瘀，兼顾破积舒筋。

本方以川红花、土鳖虫、川大黄、刘寄奴、大蓟、小蓟、大川芎活血化瘀，破积止痛，川萆薢化浊利水，羌活、独活祛风散邪而助他药化瘀散滞，配冬桑枝舒筋通络。本方诸药相合，用治跌打损伤中后期，瘀阻经络，关节筋缩作痛之症。

祛毒消风洗方

【组成】金银花 9g，蝉衣 9g，山僵蚕 9g，紫地丁 9g，红藤枝

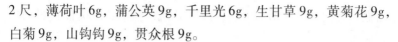

2尺，薄荷叶6g，蒲公英9g，千里光6g，生甘草9g，黄菊花9g，白菊9g，山钩钩9g，贯众根9g。

【用法】煎水熏洗，每日2～3次。

【功效】祛毒，消风，止痛。

【主治】一切外损，皮肤腐烂等症。

【方解】各种开放性损伤，一旦感染，出现皮肤腐烂，则局部必有热毒停聚，腐肉成脓，故治疗重在清热解毒。

本方以金银花、蒲公英、紫地丁、千里光、红藤枝祛热毒。虽然病机重点在热毒，但局部气血停聚也是重要的一环，故配合蝉衣、山僵蚕、黄菊花、白菊花、山钩钩、贯众根以消风散滞，既能除热，又能散滞以行气血。再配合薄荷叶、生甘草凉血解痉止痛。全方祛毒、消风、止痛，对于皮肤腐烂之症标本兼治。

活血强筋洗方

【组成】全当归12g，川断条9g，淫羊藿12g，羌活12g，独活12g，生虎骨（猪骨代）9g，楮实子12g，五加皮12g，东鹿筋9g，威灵仙9g。

【用法】煎水熏洗，每日2～3次。

【功效】强筋，活血，祛风。

【主治】一切跌打损伤，脱骱，积血成瘀，血络不活，筋缩作痛等症。

【方解】跌打损伤后一旦失治，常常积血成瘀而成陈伤，以致缠绵不愈，久则血络不活，筋失其荣，而致痿弱，出现筋缩作痛等症，治疗首当强筋以解决主要矛盾。

楮实子即谷树果实，甘寒，据《大明本草》记载，能"壮筋骨，助阳气，补虚劳，健腰膝，益颜色"，可见其有补肾强骨的作用。方中川断、淫羊藿、虎骨（猪骨代）、五加皮、鹿筋、楮实子强筋壮骨。另外，损伤虽久，但瘀血未尽，故以川断、当归活血。又因血络不活而疼痛，故以羌活、独活、威灵仙祛风通络息痛也。

头部洗方

【组成】干荷叶半张，滁菊花9g，夏枯草9g，川藁本9g，川升麻6g，辛夷桃6g，香白芷9g，南川芎9g，川甘松9g，干藕节4只，蔓荆子9g，落得打12g。

【用法】煎水熏洗，每日2~3次。

【功效】清阳开窍，逐瘀通络，解郁止痛，理气醒脑，引血归经。

【主治】头部伤后头胀、头痛、头昏或血瘀不散，局部肿胀疼痛等症。对风邪痛也有一定的作用。

【方解】方中干荷叶、菊花、夏枯草、升麻清阳开窍，落得打、川芎化瘀通络，蔓荆子、藁本、白芷解郁止痛，甘松、辛夷辛香通气。诸药配伍，能通血脉，引血归经，使七窍通调。

颈项洗方

【组成】兔儿酸12g，桂枝9g，刘寄奴12g，五灵脂9g，伸筋草12g，左秦艽12g，川红花9g，老苏木6g，桑寄生12g，紫藤枝9g，大蓟9g，小蓟9g，乳香9g，没药9g。

【用法】煎水熏洗，每日2~3次。

【功效】舒筋通路，化瘀定痛，养血荣筋，滑润筋膜。

【主治】落枕、颈部扭伤而出现颈项歪斜，转动不便。局部肌筋肿胀疼痛，或者颈项部挫伤后积血成瘀，疼痛难忍，或颈椎病引起的颈项板滞疼痛等症。

【方解】方中兔儿酸、刘寄奴、五灵脂、苏木、乳香、没药、红花、大蓟、小蓟化瘀消肿，活血定痛，配合伸筋草、秦艽、紫藤、桑寄生舒筋通络，养血荣筋，使关节滑利，筋膜滑润。

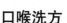

口喉洗方

【组成】连翘壳 18g，山豆根 12g，川黄连 3g，紫地丁 9g，大射干 9，荷叶 9，生甘草 3g，山僵蚕 6g，二宝花 12g，甜桔梗 6g，苦瓜蒂 9g，红枣皮 6g。

【用法】煎水熏洗，每日 2~3 次。

【功效】清热解毒，消炎退肿，祛风凉血，生津止痛。

【主治】口腔刺伤，牙肉破烂，舌腮咬伤，局部溃烂，咽喉肿痛等症。

【方解】苦瓜蒂，据《本草纲目》记载能治"喉痹"；红枣皮以皮行皮，治黏膜水肿；二宝花即金银花，与连翘、山豆根、川黄连、紫地丁、射干、生甘草清热解毒，凉血退肿；瓜蒂、桔梗上涌苦泄，使痰浊外出；僵蚕祛风；薄荷凉血。诸药配合，热毒得解，痰浊得化，黏膜水肿自退，津液上承，咽干疼痛乃止。

上肢洗方

【组成】川桂枝 12，冬桑枝 12g，土地狗 9g，干地龙 9g，土鳖虫 6g，大独活 12g，西秦艽 12g，紫藤枝 12g，山麻黄 12，嫩钩藤 12，鸡血藤 12g。

【用法】煎水熏洗，每日 2~3 次。

【功效】活血荣筋，通络止痛，温经止痉，祛风散寒。

【主治】上肢骺扭筋伤，关节涩滞，肌肉萎缩，肿胀，肢体麻木，筋络挛缩。

【方解】方中桂枝、麻黄、桑枝、鸡血藤温经通络止痛，配合地龙、紫藤化瘀活血，独活、秦艽祛风舒筋通络。钩藤为息风止痉药，《本草述》记载其可治"一切手足走注疼痛，肢节挛急……筋脉拘急作痛不已者"。地狗即蝼蚁别名，味咸性寒，有小毒，功能利水通淋、消肿解毒，本方用之，取其性善钻利以通经络。综合全方，对上肢损伤后期有透泄通络止痛之功。

下肢洗方

【组成】川桂枝 12g，伸筋草 12g，生虎骨（猪骨代）9g，老鹳草 12g，海桐皮 12g，桑寄生 12g，川木瓜 9g，川羌活 9g，川当归 12g，生川乌 9g，生草乌 9g，泽兰叶 12g。

【用法】煎水熏洗，每日 2～3 次。

【功效】疏通经络，滑润筋膜，祛风散寒，活血通经止痛。

【主治】治下肢跌打损伤，外受风寒，麻木不仁，关节挛缩，活动受限，步履无力等症。

【方解】牛膝有活血化瘀、补肝肾、强筋骨的功用，川牛膝以活血化瘀见长，《本草经疏》云牛膝"走而能补，性苦下行"，本方主治下肢伤病，故以此为主药。配合伸筋草、桑寄生、木瓜、虎骨（猪骨代）舒筋壮骨；老鹳草、海桐皮、羌活祛风散寒，疏散经络；当归、泽兰活血止痛消肿；川乌、草乌祛风除湿，散寒定痛。

痹通洗方

【组成】伸筋草 15g，透骨草 15g，落得打 15g，苏木 12g，木瓜 12g，老鹳草 15g，络石藤 12g，海桐皮 15g，五加皮 12g。

【用法】煎水熏洗，每日 2～3 次。

【功效】逐痹，舒筋通络，活血止痛。

【主治】表现为肌肉关节酸痛、关节僵硬、屈伸不利之膝痛，股、髋退行性骨关节炎，软组织陈旧性损伤等疾病。

【方解】方中伸筋草一味为魏氏伤科常用药物，又名宽筋藤，其味苦、辛，性平，入肝、脾、肾经，《植物名实图考》曰其"为调和筋骨之药"，善于舒筋活血，祛风止痛，除湿消肿。透骨草味辛，性温，入肝、肾两经，有祛风湿、活血止痛的功效。二

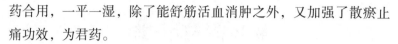

药合用，一平一湿，除了能舒筋活血消肿之外，又加强了散瘀止痛功效，为君药。

落得打，又名积雪草，味苦、辛，性寒，《本草纲目拾遗》曰："清热利湿，活血止痛，解毒消肿，利水。"苏木，又叫苏方木，味甘、咸，性稍辛，入心、肝、大肠经，《本草纲目拾遗》中称其"乃三阴经血分药，少用和血，多用破血"，《本草经书》曰其"能祛一切凝滞停留之血"，《药品化义》谓其"能活血逐瘀，散通下部积热，跌仆损伤"。木瓜，味酸，性温，入肝、脾、胃经，有舒筋通络、和胃化湿的功效，主治风湿痹痛、肢体沉重、筋脉拘挛，《本草正》谓其"专入肝，益筋走血，疗腰膝无力"。老鹳草，味苦、辛，性平，入大肠经，有祛风活血、清热利湿的功效，临床上用于风湿痹痛、泄泻，在《药性考》中曰其"能舒筋活血，筋健络通"。络石藤，味苦、辛，性微寒，入心、肝、肾经，作用为通络止痛、凉血消肿，主治风湿痹痛、腰膝酸软、经脉拘挛、咽喉肿痛、蛇犬咬伤，《名医别录》谓其"养肾，主腰髋痛，坚筋骨，利关节，通神"，《本草汇言》曰"凡服此，能使血脉流通，经络条达，筋骨张利"，《本草经疏》则言"久服轻身，明目，润泽，好颜色，不老延年"，《本草正义》则言"此物蔓生，而甚坚韧，节节生根，故善走经脉，通达肢节，用以疏解经络，宣通痹痛"。海桐皮，性苦、辛，味平，归肝、脾经，有祛风除湿、舒筋通络、杀虫止痒之功，《本经逢源》曰："此药能行经络，达病所。治风湿，腰腿不遂，血脉顽痹，腿膝疼痛。"五加皮，又称南五加皮、香加皮，性辛、苦，味微温，入肝、肾经，有祛风湿、补肝肾、强筋骨、活血脉的功效，《医林撰要》言其"健骨，补肝，燥湿，行水，活骨舒筋，为治风痹、湿痹良药"，《本草正》则谓其"除风湿，行血脉"。上述诸药共用，兼具逐痹、舒筋通络、活血止痛之功。

第七节 熨 药

熨药第一方

【组成】川升麻 2500g，龙胆草 3000g，肥远志 3000g，辽细辛 2000g，粗牙皂 1500g，薄荷叶 3000g，白附子 2000g，红陈皮 5000g，山钩钩 4000g，水防风 3000g，稻草根 10000g，生半夏 2500g。

【制法】上列药味共研为细末，同拌和匀，按 500g 一包，共分 82 包。

【用法】取其一包，放在铁锅中，锅中先放醋或者黄酒少许，与药一同炒热。炒时须注意不可将药炒焦，一则防药力变差，二则恐引起燃烧。

药粉炒热后，装入预置的一个布袋内，放在患处热熨。

每包药可用 3 天左右，每天热熨 2～3 次，每次须半小时以上。

【功效】散寒，祛风湿，通络止痛。

【主治】风寒湿阻，腰酸背痛。

【方解】风寒湿邪留着经络，气血不得宣通，而致痹痛之症，主要表现为腰酸背痛，故治宜散寒祛湿，通络止痛。

升麻升举阳气，能透发肌肉腠理之滞气。远志味苦泄热，性温壮气，味辛散邪，通利九窍，有长肌肉、助筋骨之功。粗牙皂辛散温通，性锐利，具消肿散滞之效。方中升麻、远志、牙皂、白附子、钩藤、防风、半夏、陈皮能透发肌肉腠理之邪滞，有疏风化湿之功。湿郁而不去，每多郁而化热，故方中加龙胆草、薄荷以透泄经络之邪。本方温经散寒、祛风止痛力强，适用于风寒湿痹痛证，腰酸背痛者，现多用于颈肩腰腿痛等劳损性疾病。

熨药第二方

【组成】荆芥60g，防风60g，海桐皮30g，全当归60g，羌活30g，独活30g，汉防己30g，乳香炭30g，没药炭30g，桑枝30g，桂枝30g，生香附60g，川断条30g。

【制法】上列药味，共研为末，共为一包。

【用法】与熨药第一方相同。

【功效】祛风散寒，舒筋活血，通络止痛。

【主治】跌打损伤，风寒湿阻，腰胯寒冷，酸痛无力。

【方解】跌打损伤，复又感受风寒湿，以致腰胯寒冷、酸痛无力，治当祛风散寒与活血舒筋兼顾。

荆防风、海桐皮、羌活、独活、汉防己、桑枝、桂枝祛风散寒除湿，当归、乳香炭、没药炭舒筋活血。气行则血行，故配以生香附行气止痛。经络痹阻日久，筋骨酸痛无力，用川断、全当归补肝肾，强筋骨。本方祛风散寒与舒筋活血兼顾，适用于跌打损伤，复又感受风寒湿，乃损伤杂症之属。现多用于骨折筋伤治疗后恢复期。

第八节　熏蒸方

魏氏伤科熏蒸方是在传统洗方及熨药的基础上改良而成的外用制剂。将配方药物经加工粉碎成细末，装入布袋中，隔水蒸热，热敷患处，或者置于一特定的热敷器械加热槽内，通过水煮煎沸药液，用蒸汽熏蒸患处。

蒸敷方

【组成】全当归30g，川桂枝30g，川红花30g，扦扦活30g，五加皮60g，路路通30g，虎杖根60g，络石藤60g，川羌活30g。

【用法】上药共研为细末，装入布袋中，缝合袋口，将药袋置于锅内隔水蒸热，热敷患处。药袋温度较高时，为防止烫伤皮肤，可在药袋外包裹拧干的湿毛巾 1~2 条，待药袋温度降低后，可去除毛巾，直接热敷患处皮肤。每剂药可连续用 2~3 天，每天用 1~2 次，每次用时均需要蒸热应用。

局部寒邪伏滞，畏寒症状明显者，可于方中另加老姜 30g（切碎）蒸敷。

【功效】活血，祛风，通络，逐痹，止痛。

【主治】跌打损伤后期，局部疼痛；风寒湿痹阻络而致骨与关节疼痛；颈腰椎退变及椎间盘病变引起的疼痛酸麻等症。

【方解】当归、红花活血化瘀，其中红花又有止痛之功。扦扦活（接骨木）、路路通活血止痛又可祛风通络，化湿消肿。《本草拾遗》称路路通"其性大，能通十二经穴"。方中络石藤功能舒筋活络，"善走经络，通达四肢"，其舒节活络，宣通痹痛甚验。虎杖根则长于破瘀通经，更合桂枝、羌活温通经络以通痹。配以五加皮则取其辛苦温之性，达到辛以散风，苦以燥湿，温以驱寒的目的。

热敷床方

【组成】全当归24g，羌活30g，独活30g，银花藤30g，川红花18g，川桂枝24g，伸筋草30g，老紫草18g，海桐皮30g，透骨草24g，扦扦活60g，络石藤30g，川牛膝18g。

【用法】将上药共研为粗末装入布袋中，置于热敷床加热槽中，再注水加热，熏蒸颈背、腰臀等处。一贴药用 2~3 天。

【功效】温经散寒，祛风通络，活血止痛。

【主治】以腰背、臀部疼痛为主症之腰背筋膜劳损、腰椎间盘突出症，特别对夹杂风寒痹阻者尤宜。

【方解】腰背疼痛是骨伤科最为常见的症状，内因多为肾虚劳损，外因多为风寒湿痹阻。外治少补法，以驱邪为主，故外治重在温经散寒，祛风通络，又治风先治血，故兼用活血止痛之药。本方针对夹杂风寒阻络痹症，用桂枝温经散寒，加入扦扦活等以活血止痛，同时配以伸筋草等祛风通络。羌活、独活则兼具祛风、止痛之功。当归、牛膝等活血化瘀，血行风自灭也。紫草本为凉血透疹之用，方中选用此品，可借其透发作用，协同他药使血行瘀消。

附：热敷床

魏氏伤科非常重视中药煎汤熏洗的外治法，实践证明，这一疗法对各种损伤确有良好的治疗作用。

中药熏洗法一般可由病员自己进行治疗。但是在天气寒冷的季节，如果汤药不能保持一定的温度，或者对于某些部位（如腰背部）施行热敷不够广泛深透时，就会影响疗效。从 1963 年起，魏氏伤科就根据魏指薪治伤经验，在有关部门的协助下制作了一种热敷治疗床，在几十年的临床实践中，起到了良好的治疗效果，深受广大伤病员的欢迎。兹将热敷床的制作方法和临床应用介绍如下。

1. 制作方法

热敷床可以分为木床、棉床垫、格板、储药液器、电器设备等五个部分。

（1）木床：当中设置长方形窗口。

（2）棉床垫：用棉花、棉布制成，外包漆布或者人造革以防潮湿，同样开长方形窗口，患者卧在上面既舒适又能防止蒸汽散逸。

（3）格板：可分成三块，用木头或者竹片制成，盖在窗口上，使用时可以根据疼痛部位抽掉其中的一块或者两块。

（4）储药液器：放在窗口下面，内放中草药和水。

（5）电器设备：装在储药液器下面。设置长盘电炉两只，功率共2000W，其中1000W串联（保温），另外1000W并联（升温）。

2. 药物的配制使用

处方即用热敷床方，用法如下：

（1）先将配置好的中药用纱布袋包扎好，放在储药液器内，加入四分之三的水以后，接通电源，将开关拨到"升温"档，煮沸后，继续煮20分钟左右，然后将开关拨到"恒温"档，即可使用。

（2）病员平卧在热敷床上，将需要治疗的部位暴露后，置于抽掉格板的窗口上，用保温后的中药汤水熏蒸患处，使蒸汽的热量逐渐渗透到患处的肌肤中，

（3）病员的熏蒸治疗可轮流先后使用，由医务人员统一安排次序，一般每日1~2次，每次熏蒸时间为30分钟。在冬季使用热敷床时，病员必须加盖棉毯或者棉被。熏蒸完毕之后，用干毛巾擦干水渍，免得受寒，引起伤风感冒。在夏季熏蒸后，要避免穿堂风和电风扇对患处直吹。

（4）储药液器内的中药一般每隔3天更换一次，以保持药物的治疗作用。

（5）使用热敷床时须注意：储药液器中必须保持四分之三的药液，水少时必须随时加水。使用前须先用手指试探温度是否适中（有测温器更好），以免温度过高烫伤皮肤，温度偏低又不能起到应有的作用，一般将热敷床的恒温设为50℃。在使用中如发现热敷床周围有易燃易爆物品，应立即搬开。热敷床使用结束后要立即将电源关闭，以防意外事故发生。

3. 适应证

腰背部肌肉劳损，腰椎肥大性关节炎，腰椎间盘突出症，腰臀部筋膜劳损，脊柱陈旧性损伤（非截瘫），腰背部痹证等各种原因引起的腰背酸痛。

4. 禁忌证

（1）肿瘤、结核、化脓性炎症。

（2）孕妇、高血压患者及有诊断不明的腰背疼痛者。

（3）各种损伤早期局部有内出血现象者。

（4）有皮肤溃烂、过敏等现象者。

魏氏伤科的热敷床从 1963 年起就开始使用，在国内中药熏蒸外治器材上是最早的先行者。虽然从现在的眼光来看，热敷床的构造显得较为简陋，但是，这就是现在多种中药熏蒸床的发端。随着科学技术的不断进步，现在的中药熏蒸床大多采用先进的中药气化装置，通过数字智能化控制坑温加热，使中药液产生富含中药离子的蒸汽。患者在熏蒸治疗时，由于蒸汽热敷的作用，毛孔张开，毛细血管网开放。机体内邪外出，中药有效成分经皮肤吸收，在患病部位和经络病变区有效渗透，药力直达病灶，起到改善微循环、松弛骨骼、镇痛及活络关节的良好效果。中药熏蒸时的温热和药物双重效应，可有效地将患者体内有毒物质排出体外。中药熏蒸床集中了中药医疗、热疗、超声波雾化、气疗、中药离子渗透等多种疗法，集热度、湿度、药度于一体，具有很高的实用和推广价值。

第七章　魏氏伤科中药
外治验案举隅

　　魏氏伤科传统上把伤科常见病分为损伤和杂病，其中损伤又分为内伤、骨折、脱骱、伤筋、汤火伤等几大类，现代骨伤科的分类与此大致相仿。今依此分类选取一些魏氏伤科不同时期的典型病例，大多数病例是中药内服外用同用，手法导引兼施，只是相对来说中药外用占主导。在此将中药内服、手法和导引简单提及，重点展示魏氏伤科临床中运用中药外治的具体方法。这些病例的用药既有魏氏伤科自制的外用成药，也有随证所用的外用方药，还有许多的病例是将内服药同时外用，现在许多的临床医生也是按照这样使用的，但是由于其辨证用药的重心还是在于内服，不属于本书范畴，限于篇幅就不在此赘述。

第一节　内　伤

　　中医伤科的内伤是指暴力伤及头颅或躯干部位引起脏腑功能紊乱，在外无明显体表征象，以疼痛及脏腑功能紊乱的表现为主要症状的一类病证。由于损伤的部位不同，因此有头部内伤、胸胁内伤、脘腹内伤的区别。若从受伤后所引起的病理变化来分，魏氏伤科一般将内伤分为下列几种。

　　（1）伤脑：主要表现为头晕、头痛、恶心、呕吐，严重者有昏迷、癫狂现象。此类患者大都由外伤而致内伤。

　　（2）伤气：主要表现为胸闷、咳嗽，气急，呼吸不畅，疼痛

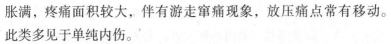

胀满，疼痛面积较大，伴有游走窜痛现象，放压痛点常有移动。此类多见于单纯内伤。

（3）伤血：主要表现为疼痛作胀，痛有固定点，疼痛面积较小，无气闷及呼吸不畅感，咳血，血色多见黑紫，咳呛及转侧时疼痛显著，局部可能有微肿。此类多见于由外伤而引起的内伤。

（4）气血两伤：主要表现为痛有定处，面积较大，呼吸沉闷，咳嗽气急，痰唾带血，俯仰转侧牵掣作痛，也就是具有伤气、伤血的全部或部分症状。此为比较严重的内伤。

胸胁内伤

朱某，男，45 岁，初诊日期：1960 年 5 月 25 日。

患者于 1960 年 5 月 20 日因搬抬重物不慎闪挫，当即略微不适，次日感觉胸背走窜疼痛难忍，呼吸牵扯疼痛，外院就诊摄片检查未见明显肋骨骨折，予以消炎镇痛药后未见好转，转侧起坐困难，胸闷呼吸不畅。患者于 5 月 25 日来我科就诊。体检：左侧 5、6、7 肋水平侧方压痛，胸廓挤压痛（±）。

【治疗经过】当日以魏氏伤科手法进行调气理筋，外贴魏氏伤膏药，内服二陈舒肺汤。经过手法正骨和外敷药物后，疼痛立见减轻。

【随访】于 6 月 6 日进行了复查，伤处已完全恢复正常，参加工作。

【按语】胸胁内伤是中医伤科最为常见的内伤疾病，魏氏伤科将其分为伤气、伤血和气血两伤三个类型。本病例起于负重屏伤，无持续发热和其他病史，胸胁内部疼痛，外无明显压痛点，即按"内伤屏气，气阻作痛"的伤气型来进行治疗。魏氏伤科认为，根据临床症状，"伤气"可分为轻重两种类型：轻者，屏伤后当时并不感到痛楚，过了一两天之后，才感到若隐若现的疼痛，在深呼吸、咳嗽或用重力时疼痛显著；重者，屏伤后随即发作持续疼痛，呼吸、咳嗽、转侧时更剧，胸闷气急。疼痛最剧时微有发热，脉弦而紧。对内伤屏气者，着重于内治，亦可用外治辅助，以增加治疗效果。如果疼痛范围比较集中，外治主要为外贴膏药，如外敷消瘀散，或贴三益膏、伤膏药。根据疼痛范围大小，选择大、中、小不同的膏药，贴于疼痛比较集中的损伤部位。如有肿胀，疼痛游走不定，或左或右，外贴伤膏药效果不显著时，可外用腰脊胸腔洗方或外擦舒筋活血膏。

第二节　骨　折

从传统来说，外治法在骨折治疗中一直是最为重要的治疗方法，只是由于现代西医手术的普及和用石膏、高分子材料固定的方式，使中药的外用不便进行，更为主要的是，观念和政策上对于中药外治的忽视，导致中药外治在骨折治疗领域中逐渐萎缩。

魏氏伤科在骨折治疗中大量运用中药外治，简要概括大致有两类：一是外涂敷药。骨断整复后，须外敷药膏，协助长骨、活血、止痛。常用药物如断骨丹适用于骨裂、骨断及肿胀严重者；碎骨丹适用于骨碎、骨断移位，疼痛严重者；生肌膏适用于皮肉破损，用以封闭创口，再外敷其他药物；化腐生肌膏适用于严重皮肉破损、溃烂、流脓者，用以封闭创口；骨科膏在骨折初期、后期均可使用。二是外用洗、擦药物。骨折愈合后，在患者将要开始活动之前或活动的过程中，须用药物熏洗及搓擦，以使血脉流通，肌筋放松，再配合锻炼，才能使功能迅速恢复。常用的洗擦药物如舒筋活血洗方用于筋缩积血作痛，四肢洗方用于四肢，腰脊胸腔洗方用于胸腹腰脊，活络药水适用于皮肤佳者，舒筋活血膏适用于皮肤不佳者。洗擦方药均在骨折愈合后而功能仍未恢复时使用。

魏氏伤科治疗骨折的一般用药程序是：初期外敷断骨丹，严重者用碎骨丹，每隔一至二日换药一次，一星期后三天换药一次，两星期后三至七天换药一次。一般对位对线良好的在一个半月左右骨即生长接连，肿胀全消，骨断处已不移动，即可去除夹板和敷药，改用舒筋活血洗方或四肢洗方，并外擦活络药水或舒筋活血膏，直至功能恢复。

肋骨骨折

赵某，男，35 岁，干部，门诊号 282680，初诊日期：1959年 2 月 14 日。

患者于 1959 年 2 月 14 日从高处横侧跌下，左腰肋部跌于一根木棒上，随即不能动弹，腰部疼痛，呼吸困难，当即来本院急诊。由外科摄片检查，诊断为左侧第 12 肋骨骨折，收入病房。于 2 月 15 日转伤科。患者季肋部疼痛严重，牵连胸胁，曾皮下注射盐酸吗啡 1/6g，亦未见明显减轻，转侧起坐困难，胸闷呼吸不畅。

【治疗经过】当日即用手法进行正骨，外敷碎骨丹，用绷带包扎。内服续骨活血汤。

经过手法正骨和药物包扎后，疼痛立见减轻，至伤后第三日即可下床行动。继续外敷碎骨丹，内服万应丹、骨科丹，于 2 月23 日出院。

以后转门诊治疗，至 4 月 11 日，按痛已不明显，摄片复查，骨已生长。改贴骨科膏，直至痊愈。

【随访】于 1959 年 6 月 8 日进行了复查，伤处早已完全恢复正常，已参加工作。

【按语】魏氏伤科用外用药物治疗肋骨骨折，是在骨位按平后贴上敷料，用较宽绷带周围兜绕固定，包扎时要松紧适宜，过松则骨断处容易移动，过紧则要引起呼吸困难。另用绷带两条，从肩部向前后兜住，以防药物滑落。肋骨骨折一般均没有明显肿胀，故外敷以碎骨丹为主，至按痛已不严重时，可贴骨科膏。碎骨丹在初期使用时，每隔 1～2 天要换药一次，后期适当延长。肋骨骨折一定会导致内伤，故在治疗时需注意内伤症状变化，随时按照内伤治疗方法，及时处理。

胸腰椎骨折

张某，男，53 岁，工人，门诊号 286735，住院号 2028，初诊日期：1959 年 3 月 6 日。

患者于 1969 年 3 月 6 日因睡在老虎车上休息，有一位同事将车抬高，无意中翻车跌下，背部着地，车子压在身上。由于车身过重，当时即昏厥，呼吸困难。将车拖开后，患者不能翻身，背部疼痛严重，送来本院急诊。经骨科摄片，诊断为第 11 胸椎压缩性骨折，收入病房。于 3 月 9 日由伤科进行治疗。患者第 11 胸椎处局部有轻度隆起，压痛明显，睡眠不安，双腿无明显异常。

【治疗经过】当日用手法进行正骨，隆起稍平，外敷碎骨丹后，用软板包扎固定。内服活血止痛安神汤、续骨活血汤。

于 3 月 12 日出院休养，改贴骨科膏及内服骨科丹，并服十全大补汤滋补气血。

于 5 月 18 日来门诊部复诊，已行动自如，骨折处平正，压痛消失。摄片复查，骨已愈合。

【随访】于 1959 年 9 月 10 日进行随访，患者已能参加重体力劳动，脊腰部无任何不适。

【按语】简单的胸椎和腰椎骨折，其发生原因和治疗方法大致相同，魏氏伤科一般都是放在一起论述。对于单纯胸腰椎骨折，外用药治疗的目的早期是减轻疼痛肿胀，促进骨折愈合，后期主要是改善功能。所以魏氏伤科外治用药，在初期肿胀时用断骨丹或碎骨丹外敷，以活血化瘀、消肿止痛为主，以长骨为辅。

待肿胀消退，即用骨科膏，偏重于接骨续筋。轻度骨折，开始时即用骨科膏，因其作用持久，不需常常更换，可减少转侧活动，使骨折处能得到很好的休养。骨折愈合后期，动作不灵活者，可用舒筋活血洗方或腰脊胸腔洗方，对于改善腰部功能有较为明显的作用。

锁骨骨折

周某，男，19岁，学生，门诊号313829，初诊日期：1959年4月7日。

患者于1959年4月1日奔走时不慎跌倒，左肩部先着地，当时疼痛剧烈，左上肢活动时更甚。曾至某联合诊所治疗，于4月7日来本科门诊。患者左肩锁骨部胀痛，局部有高凸畸形，患肩下垂，胸部不能挺起。即行摄片检查，证明左侧锁骨中段骨折。

【治疗经过】当天即用手法进行正骨。外敷碎骨丹，用软板包扎，并对患臂做胸前悬吊固定，内服续骨活血汤，肿痛渐见减轻。

至4月18日改服骨科丹，至5月5日因皮肤有过敏反应，出现红痒现象，改敷油质碎骨丹（即碎骨丹粉用凡士林调和）。

至6月中旬摄片检查，骨已愈合，骨位对线良好。

【随访】于5月27日做最后一次复查，患者双肩对称，患臂上举及向前、向后活动已恢复正常。

【按语】中药外用最为常见的不良反应就是过敏，尤其是骨折患者，由于需要包扎固定，皮肤透气更为欠佳，相应地，过敏几率也会增加。所以敷药期间应注意皮肤变化，如有红痒等过敏反应，须改换油质碎骨丹敷之，一般情况下过敏会好转，但也有极少患者仍然有过敏现象，此时应当停药。

臑骨（肱骨）中段骨折

钱某，女，61岁，门诊号290514，初诊日期：1959年3月

19 日。

患者于 1959 年 3 月 19 日中午 11 时跌伤，左上臂受到侧向的外力，即觉麻木、不能动弹，自觉有骨折摩擦声。曾在某处诊治，经包扎后，即来院急诊。经骨科摄片检查，为右上臂臑骨中段骨折，断端交叉移位。后转由伤科处理。患者右臑骨肿胀疼痛，畸形明显，神色紧张，运动障碍，摸诊时有明显的骨折摩擦声。

【治疗经过】当日下午 4 时用手法进行正骨，矫正畸形。外敷碎骨丹，并用软板、硬板双层包扎，做胸前悬吊固定。内服续骨活血汤。每三日换药一次，换药时必须仍按前法固定，防止断端移动。

至 1959 年 4 月 1 日，伤处疼痛肿胀均见减轻，情况良好，改为一星期换药一次，内服骨科丹。至 5 月 20 日摄片复查，骨已生长，骨位对线良好。为使骨长得坚固，继续包扎固定。至 6 月 30 日，骨已长坚，去除夹板，改用洗方熏洗及舒筋活血膏外擦，并做功能锻炼。

【随访】于 9 月 3 日进行随访，除患臂上举较健侧稍差外，无特殊不适感觉，早已恢复一切家务劳动。

臑骨（肱骨）下段骨折

张某，女，18 岁，学生，门诊号 4348，初诊日期：1959 年 3 月 24 日。

患者于 1959 年 3 月 24 日在学校上体育课上高低杠时不慎跌下，右手及肘部着地，当时听到响声，疼痛剧烈，右臂不能转动，立即肿胀，随来本科门诊。患者右臂下垂，不能转动，上臂肿胀颇甚，并可见向内侧凸出畸形，手指有麻木感，面色苍白，疼痛难忍。当即用伤科手法检查，听到有骨折摩擦音，初步诊断为臑骨下段折碎。即摄片，见臑骨下段骨已碎成三片，并有成角畸形。

【治疗经过】立即按臑骨中下段骨折治疗手法进行复位。外敷碎骨丹，用软硬两种夹板将骨位固定。再摄片检查，骨位对线良好。当时患者即感疼痛显著减轻。因患者体质虚弱，给内服止痛引血归经汤。

次日复诊时，患者主诉：能安睡，无其他不适感。当即换药，见骨位良好，肿胀亦见消退，惟手掌及手背部肿胀明显，第4、5手指有麻木感，但活动正常。此后，即两天换药一次。

至伤后第6天，骨碎处及手掌之肿胀已见消退。于伤后17天摄片检查，见有少量骨痂形成，按摸患处已不痛，继续敷碎骨丹。至4月22日再摄片复查，见骨痂已增多，按摸患处已不动摇，去除硬板，仍敷碎骨丹。至5月8日去除软板，因肩部肌肉有萎缩现象，臂下垂不能抬举，肘关节伸屈不便（伸20°，屈95°），给外用洗方及外擦活络药水。至6月30日，肩、肘关节活动已接近正常。

【随访】于9月10日进行随访，除伸屈较健侧稍差外，其他无异常。

右正、辅骨（尺、桡骨）中段骨折

张某，男，16岁，学生，门诊号334586，初诊日期：1959年5月20日。

患者运动时跌倒，右手先着地，当时右前臂感觉剧烈疼痛。随即去某医院急诊，经X光摄片证明为右侧正、辅骨骨折移位。治疗10天后，因肿痛未见好转，来本科就诊。见右前臂血阻肿胀，畸形显著，拒按作痛，旋转时更甚，局部皮肤有红痒，正常功能丧失，活动受限制。

【治疗经过】先以手法进行正骨。外敷断骨丹，用软硬夹板双层包扎夹治。内服续臂活血汤。

后因皮肤有红痒出现，改用油质断骨丹。一周后，肿痛略减，改服骨科丹。按摸骨折对线，辅骨已无凹凸不平畸形，惟正骨断端仍有轻度向外离位。后经屡次手法正骨，畸形渐渐平复，肿痛逐渐消失。

经治疗 30 余天，再摄片复查，正、辅骨骨位对线良好，折伤处骨已长坚。改用四肢洗方熏洗及活络药水外擦。先后治疗 60 余天，完全复原。

【随访】右前臂无畸形，功能正常，无疲痛等后遗症。

【按语】上肢骨折是骨伤科常见的骨折，魏氏伤科用中药外敷之后再固定，比单纯的固定能更好地消肿止痛，并且有敷料填充塑形，固定也更为舒适稳定。初期外敷断骨丹，严重者用碎骨丹，每隔 1 ~ 2 日换药一次，一星期后 3 天换药一次，两星期后 3 ~ 7 天换药一次。一般骨位对线良好的在一个半月左右骨即生长接连，肿胀全消，骨断处已不移动，即可去除夹板和敷药，改用舒筋活血洗方或四肢洗方，并外擦活络药水或舒筋活血膏，至功能恢复。

上肢骨折的疗效标准重在功能的恢复，很多患者常并发肩、肘、腕、手指硬化，动作不灵等现象，尤其是在现在强调坚强固定的情况下，这类患者极多。魏氏伤科除在固定时嘱其常做相关关节的导引预防外，待骨折处压痛不明显时，就开始应用洗擦方法，并不需要等到骨折愈合之后才进行。舒筋活血洗方或四肢洗方在骨折愈合后，关节动作不灵而无明显肿胀时使用。化瘀活血洗方在骨折愈合后，关节仍遗有显著肿胀并呈轻度强直时使用。活络药水及舒筋活血膏在洗后用作外擦。

胫骨内踝骨折

王某，男，37 岁，工人，门诊号 276271，住院号 930，初诊日期：1959 年 1 月 28 日。

1959 年 1 月 26 日下午，患者乘捕鱼船穿过一条石桥时，石桥突然倒塌，石头压在头与脚上。当时患者失去知觉，但很快就恢复神志，头部左右均有 1～2cm 大小的伤口，左下肢足背部亦有受伤流血约 200～300mL，经过当地人民公社抢救，于 1 月 28 日送入本院。经骨科摄片检查，诊断为脑震荡、左胫骨下内踝骨折，收入病房。于第二天即由伤科处理。患者左足踝肿胀严重，疼痛明显，头部晕眩，左脚踝骭活动受限制，不能行走与站立，不断呻吟。

【治疗经过】当日即用魏氏伤科手法进行正骨。外敷碎骨丹，并用软板包扎固定，内服川芎钩藤汤。

3 日后头晕减轻，改用续骨活血汤，疼痛情况逐渐改善。至伤后第 7 天，肿痛大部消失，改服骨科丹。于 2 月 6 日出院，返家疗养，进行门诊治疗。

经过 5 星期的门诊治疗，已能下地行走，不觉疼痛，去除夹板，改用洗方及外擦舒筋活血膏。至 6 星期后摄片复查，骨已长坚，骨位对线良好。

【随访】1959 年 8 月下旬进行随访，患者诉自最后一次摄片后回家即恢复工作，目前关节活动正常，无特殊不适感觉。

【按语】外用药物方面，肿胀严重者，外敷断骨丹，疼痛严重者外敷碎骨丹。敷药时须将脚踝高高搁起（最好高过于膝部），这样肿胀易退。约在一个半月左右，骨可生长。俟骨生长后，再用四肢洗方、活血化瘀洗方或舒筋活血洗方，并同时擦以活络药水或舒筋活血膏，直至功能恢复。

跟骨骨折

桑某，男，44 岁，门诊号 340303，住院号 4486，初诊日期：1959 年 6 月 1 日。

患者于 1959 年 5 月 30 日下午 2 时由三层楼搬物往下走时不

慎从二楼半高处跌至底层水门汀地面上，当时两足及臀部着地，疼痛甚剧，不能行动。于6月1日来院急诊。经骨科摄片检查，诊断为双侧跟骨骨折，并有碎片及移位，以及第12胸椎、第4腰椎骨折，收入病房。于6月4日起，由伤科进行治疗。患者两足跟部肿胀青紫严重，并伴有巨大水泡，疼痛，不能动弹。

【治疗经过】当日将水泡穿破，即用手法进行正骨。外敷生肌膏、碎骨丹，软性夹板包扎固定。内服续骨活血汤。

至第3天，肿痛减轻。至6月17日，痛已不显著，内服改用骨科丹。至7月13日摄片复查，双侧跟骨已愈合，但血瘀未散，肿未全退，继续外敷断骨丹。至7月27日，改用洗方，足踝渐能活动。于8月10日出院。

【随访】于9月2日进行随访，两足踝上下活动时无明显不适，因有胸、腰椎骨折，尚在锻炼中。

跖骨骨折

嵇某，男，13岁，学生，门诊号207447，初诊日期：1958年9月1日。

患者于1958年8月26日被重物压伤，足部有严重肿痛。曾经某联合诊所治疗，于9月1日下午转来本科门诊。患者右足肿痛畸形，按之有显著摩擦声，局部皮肤破损、流有紫血，经摄片检查，为右侧第1~5跖骨破皮骨折。

【治疗经过】当日即用手法正骨，纠正畸形，外敷生肌膏、碎骨丹并用软板两块做上下固定。内服活血丹、骨科丹。

至9月10日复诊时，骨折摩擦声已消失，肿痛逐渐减退。至10月17日摄片复查，骨已愈合，除第3隐骨略有畸形外，其余断骨骨位对线均良好。去除包扎，改用洗方，并锻炼活动。

【随访】于1959年9月1日进行随访，患者行动奔跑正常，局部无明显畸形及不适。

【按语】以上两个病例都是骨折伴有局部皮肤破损，这在一般的认识中是不适宜使用中药外敷的，以防感染。但是魏氏伤科没有这种禁忌，当然如果软组织创面过大过重者除外。一般在正骨手法之后，先用生肌膏外敷创面，以去腐生肌、提毒提脓、收敛、生长新肉，再用断骨丹调成的敷料覆盖患处，最后用软夹板固定。需要注意的是，一般骨折换药是根据轻重，每日换药或每隔 1~3 日换药一次，而有创面的骨折需要每日换药一至两次。

尾骨骨折

关于尾骨骨折的外治，初期肿胀时，外敷断骨丹，浮肿消退后用腰脊胸腔洗方，或在全程中完全使用洗方。由于尾闾部敷料困难，容易破碎，故洗方在临床上是常用的有效方法。骨科膏在后期将恢复时可贴之，为单纯的骨受震动者，初期亦可贴之。

第三节　脱　骱

脱骱是魏氏伤科的传统称呼，骱是两骨相接的地方，又称为"关节"。如果两骨之间因伤失去了正常连接，即谓之"脱骱"。脱骱在古代也有称为"骨出""出臼"或"骨突出"，近代则普遍称为"脱臼"或"脱位"。现代多把骨折与脱位并称，但是从字面来说，脱位并不是一个好的疾病诊断名词。一个好的病名，应该包含两个方面的内容，一是病位（疾病部位），二是病性（疾病性质）。像骨折，"骨"，指示病位，"折"，指示病性。脱位一词没有提及损伤的病位，而脱位不单单是关节脱位，也包括肌腱脱位。而脱骱明确指出了病位，所以在此依然按照魏氏伤科的传统称呼。虽然其中骨与臼有些不同，为了便于理解，故总称"脱骱"。

脱骱是伤科治疗范围内的一个重要部分，也是人们常易发生的一种外伤。在祖国医学范围内，对于这一部分的诊断与治疗，有不少具有很好疗效的宝贵记载，在民间也积累着很多的有效疗法。因此，中医治疗脱骱的手法与药物是非常丰富多彩的。我们应遵照"古为今用""推陈出新"的方针，努力加以发掘、提高，以使中医伤科更好地为人民服务。

魏氏伤科对于脱骱的分类与一般伤科有所不同，根据脱骱的轻重不同，归纳起来有以下几种类型。

（1）全脱：两骨完全失去正常的连系，相互移位，此为脱骱中的最严重者，多见于四肢。

（2）半脱：两骨未完全失去连系，一半移位，一半仍保持连系，多见于躯干部。

（3）骨缝参差：有轻有重，重者完全分离，轻者稍有移位，多发生在足部。

（4）扭错：由于扭伤，关节骨位有错动现象，较上述三种轻微。

属于以上前三种类型的，可以从 X 光摄片证实，第四种类型摄片则不明显。

魏氏伤科用以治疗脱位的常用外用药物成方有：①三圣散，初伤时有新的浮肿者敷之；②消瘀散，中后期陈旧肿胀，或肿胀坚硬者敷之；③断骨丹，兼有骨折而断裂者敷之；④碎骨丹，兼有骨折而断碎者敷之；⑤伤膏药，浮肿消退，仍有轻度胀痛者贴之；⑥骨科膏，浮肿消退，兼有骨折者贴之；⑦四肢洗方，用于四肢关节肿胀疼痛，动作不利；⑧腰脊胸腔洗方，用于躯干部关节肿胀疼痛，动作不利；⑨外用舒筋活血洗方，全身均可用；⑩活络药水，用洗方之后外擦，用于健康皮肤者；⑪化瘀洗方，全身均可用之；⑫舒筋活血膏，用洗方之后外擦，用于皮肤不佳者。

颊车骱脱骱（颞颌关节脱位）

案 1：孙某，女，56 岁，门诊号 371540，初诊日期：1959 年 8 月 6 日。

患者于 8 月 6 日午后，因打呵欠，致双侧颊车骱脱出（以前并无脱出史）。患者于 8 月 6 日下午来伤科门诊，下巴骨下垂，口张开，不能合闭，流唾涎，疲痛不适。

【治疗经过】当即用手法进行复位。复位后，外用绷带固定，并用活络药水外擦。

【随访】伤后第二天即恢复正常。

案 2：孙某，男，22 岁，门诊号 77 - 20534。

患者跌伤起因，已有 28 天，当时昏迷几分钟，苏醒后左颞颌关节肿胀，张口活动受限。经过其他医院拍片检查，骨与关节未见明显异常，而来我科治疗。患者左侧面颊与右侧对比明显肿胀，张口最大时直径为 3cm（同龄正常男性张口直径为 4cm）。左颞颌关节周围有淤凝僵硬，并有明显压痛。除张口活动限制外，下颌骨左右摆动亦困难，不能用力嚼物。患者自觉下颌酸痛，复视。诊断为左侧颞颌关节挫伤，伴有错位，局部淤血凝结，以致关节动作失灵。

【治疗经过】先用活血化瘀洗方外洗。3 天后开始手法治疗，并配合导引，每周 3 次。经过 3 次手法后张口能达到 3.5cm。至第 16 次手法时，外形肿胀基本消失，张口达 4cm，酸痛、复视等自觉症状完全消失，能咬嚼各种食物，无任何不适而终止治疗。

【按语】颞颌关节的扭错一般可分为两种情况：一是张口限制；二是张口无明显限制，而在张口闭合时有弹响声。治疗时，前者起效较快，后者起效较慢，疗程必须延长，同时须注意结合内服、外用药物和导引。

在手法治疗的同时，局部可用下颌洗方和加搽活络药水或舒筋活血膏。有外伤史者，洗方中应加重活血化瘀药味；无外伤史者，可用舒筋活血祛风通络药味。

复位后最好使用外用药物，伤处有酸痛和不敢张口的情况时，用舒筋活血洗方或活血强筋洗方外洗，用活络药水与舒筋活血膏外擦，渐渐酸痛停止，恢复正常。

复脱患者亦须用上述洗方及药水药膏进行洗擦，可以防止或减少复脱的次数。重复脱骱者，宜内服补肾壮筋汤，至体质较强时停止。

颊车脱骱在复位初期须避免咀嚼硬食物与过度张口，以防再脱，并忌风寒冷物接触，以防引起筋缩（日后张口合口时，感有酸痛不利）。

髃骨骱脱骱（肩关节脱位）

江某，男，38 岁，清洁工人，门诊号 199634，初诊日期：1958 年 8 月 21 日。

患者于 1968 年 8 月 21 日下午不慎跌伤，右手撑地，右肩关节处疼痛，不能动作，即来本院急诊。经骨科摄片检查，诊断为右肩关节下脱位，立即由伤科进行处理。患者右肩部下垂，畸形显著，疼痛严重，面色苍白紧张，不能动作，患肘不能贴近躯体。

【治疗经过】当日即用手法进行复位，畸形即消失，两肩对称，疼痛立见减轻，并恢复轻度摇动。外敷消瘀散包扎，做胸前悬吊固定。内服和营止痛汤、止痛引血归经汤。

至 8 月 26 日，肿胀全消，改用洗方熏洗及活络药水外擦，内服壮筋丸。至 9 月 11 日，疼痛已不显著，继续外洗，并做功能锻炼。

【随访】于 1958 年 9 月 26 日进行随访，患臂已能上举，并在一星期前恢复工作。

臀骱脱骱（髋关节前脱位）

石某，男，40 岁，造纸厂工人，门诊号 167934，初诊日期：1958 年 7 月 9 日。

患者于 1958 年 7 月 9 日下午 1 时许，在前单位工作时，突被一重物（约 200 市斤左右）由一丈余高处落下击于腰部，致身体向前跌倒，右腿向外一瞥，右侧面部擦于地面，皮肤有擦伤，右腿屈曲，髋部疼痛，不能活动，当即来院急诊。经骨科摄片检查，为右髋关节前脱位。收入病房，由伤科进行治疗。患者右腿呈屈曲外旋，疼痛严重，不能动弹。

【治疗经过】当日即用手法进行复位，畸形立即消失，患腿可以放平伸直，疼痛减轻。并摄片复查，骱已复原。外敷消瘀散，并用长形沙袋两条，做双侧患腿固定。内服止痛引血归经汤。

共卧束固定两星期，至 7 月 24 日，能下床自行大小便。改贴骨科膏，内服骨科丹。于 7 月 26 日出院。

出院后改用洗方熏洗及外擦活络药水，症状渐渐消失。

【随访】于 1958 年 9 月中旬进行随访，患者一切行动已正常，恢复原来工作。摄片复查，股骨头没有无菌坏死现象。

【按语】肩、肘、髋、膝等大关节脱位时，损伤一般较为严重，如系初次脱骱，其筋络与肌肉遭受损伤，局部肿胀疼痛严重，外用药可以有效缓解局部的肿痛。初期可外敷三圣散或消瘀散；肿痛轻微者，可贴伤膏药；伴有骨折者，初期外敷断骨丹或碎骨丹，肿痛大部消退后，可贴骨科膏。中后期如果肿胀全退，仍有酸痛、动作不灵活者，宜外用四肢洗方或舒筋活血洗方或化瘀洗方，并外擦活络药水或舒筋活血膏，每日洗擦 1～3 次。另做导引活动练习，直至功能恢复。

胸背部小关节错位

耿某，女，41 岁，门诊号 221532，初诊日期：1970 年 6 月 19 日。

患者右背部疼痛一周，起因不明（可能为睡眠时体位不佳而引起）。疼痛由背部沿同侧肋骨向前胸放射，大声讲话时疼痛加重，不能向患侧侧卧，旋转活动受限，右上身感到不舒服。背部第 6 胸椎右侧肋脊关节处有极敏感的压痛点，外形无明显异常，肌肉无明显痉挛。诊断为肋骨横突关节错位。

【治疗经过】用手法治疗，在扳拉肩部时，第一次未拉出响声，又重复第二次扳拉，即出现响声。患者立即感到疼痛减轻，有轻松舒服感，同时加用按揉手法，外用胸脊腔洗方。

患者于 6 月 21 日第二次复诊，疼痛已不明显，大声讲话已无影响，能向患侧侧卧，但前屈活动时背部有轻度酸痛感。经再用按推揉法一次，并继续外用洗方 3 ~ 4 天即痊愈。

【按语】从解剖学上看，脊肋关节第 1、11、12 肋骨头与各相应的椎体外侧构成关节，而第 2 至第 10 肋的每根肋骨头有两个关节面与相邻两个胸椎构成关节，每一关节有关节囊包绕，并有放射状韧带加强。

肋骨横突关节：第 1 至第 10 肋骨颈与横突尖相连接，其中 1 ~ 7 肋骨关节面凸与横突凹形成关节，此解剖结构便于呼吸时的肋骨旋转运动，因此，在临床上以第 2 ~ 7 肋骨横突关节错位为多见。

胸肋关节：第一肋骨与胸骨柄依靠肋软骨相连，第 2 至第 7 肋软骨与胸骨上的切迹对应，构成滑膜关节，同样有滑膜及关节囊结构。随着年龄增长，关节囊可逐渐闭塞，而变成韧带联合。胸肋关节错位好发于 3、4 胸肋处，表现为局部胀痛。用手法整复错位的小关节之后，一般局部仍然有疼痛不适，说明还有气血津液的不畅，和筋伤的病机相似，可结合药物治疗，一般用胸脊腔洗方外洗或者外擦活络药水或舒筋活血膏，可以更为有效地缓解症状。

骶髂关节错位

章某，女，50 岁，初诊日期：1991 年 3 月 4 日。

患者 2 天前早锻炼时左腿行踢腿动作后，突感左侧腰骶部疼痛，腰部不能挺直，活动困难，当时即去医院急诊。X 线摄片提示：腰椎、骨盆、骨关节无异常。配内服药结合外贴膏药回家休息。2 天来，症状无明显好转，因行走时腰部活动不利而前来复诊。检查：左侧骶骨后韧带的髂骨附着处压痛明显，左侧"4"字试验阳性，左髋内收活动时左侧骶髂关节疼痛明显，左骶髂关节叩击痛。诊断为左骶髂关节错位（骨错缝）。

【治疗经过】当即行手法，手法时患者主诉患侧疼痛加重，当患肢放平后，症状明显改善，能站立挺直腰部下地行走。嘱患者回家卧床休息。

外用中药：全当归 9g，伸筋草 9g，羌活 12g，独活 12g，落得打 9g，乳香 12g，没药 12g，土鳖虫 4.5g，川断条 9g，泽兰叶 12g，苏木 9g，紫草 9g。加水煮沸，毛巾沾取药液热敷患处，每日 2 次，每次 30 分钟。

1991 年 3 月 12 日复诊，主诉外用药应用 5 天后，症状基本好转。

【按语】骶髂关节错位是腰骶部急性损伤致骶髂关节发生扭错而致疼痛的病症，临床上较为少见。骶髂关节面覆盖有软骨，并有滑膜附着，属于微动关节，即该关节有少许的旋转、上下、前后运动。当因损伤致骶髂两骨上述几个方向过度运动，相应关节面失其相互对应位置，可发生骶髂关节错位，并致疼痛。魏氏伤科称本病为"胯线错位"，通常称"骨错缝"。

本病诊断要点：有外伤史，骶髂部疼痛。腰椎可有侧弯，患侧骶髂关节部压痛或叩击痛，疼痛可向臀部及下肢后外侧放射；患侧髋关节外旋，使骶髂关节分离时疼痛明显，伴有外旋受限；患侧下肢直腿抬高时，因股后肌紧张而使骶髂关节旋转，发生疼痛伴受限。X 线片检查无异常。

本病首选手法治疗，李国衡以独特的三步手法治疗此病，临床用之多有良效。手法主要作用为旋转及移动髂骨，作用方向为逆损伤方向，一般可取得较好疗效。同时配合外用药以活血化瘀，祛风通络止痛。落得打、乳香、没药、土鳖虫是魏氏伤科治伤常用的活血化瘀组合。魏氏伤科治伤常伍用风药，比如羌活、独活。一则祛风以防风湿外邪侵袭，防患于未然；二是促进气血流通，增强活血化瘀药的药力；三是开张腠理，使外用药易于透过肌表。

第四节　伤　筋

筋、骨、皮、肉是人体的重要组织，也是发生外伤的四个主要部分。"伤筋"所致筋骨疼痛等，更是伤科常见的疾病。《素问·上古天真论》中云："女子七岁，肾气盛……四七筋骨坚，发长极，身体盛壮。……丈夫八岁，肾气实……三八肾气平均，筋骨劲强，真牙生而长极。四八筋骨隆盛，肌肉满壮。"故人之筋骨，必须到达适当年龄方能发育完整，成为人体主要的运动器官，若受损伤，则对劳动和工作带来不利的影响。

魏氏伤科认为，筋有大筋、小筋的分别。大筋连于骨节之内，小筋络于骨肉之外，更有"十二经筋"的组织分布于全身。凡跌、扑、扭、蹩、撞、击等所致外伤，伤处酸楚疼痛，甚至肿胀或瘀血凝结青紫，影响正常动作。经过四诊及摸、比检查，未发现有骨折及脱骱的证据者，即谓之"伤筋"，同时也包括一部分肌肉损伤在内。

发生骨折与脱骱时，筋络也要遭受一定的损伤，此种情况可根据骨折与脱骱的治疗步骤，一同给予处理。但对单纯的伤筋者，则根据受伤的部位及轻重程度的不同，做不同的处理。中药外治一般分初期和后期治疗。初期肿胀、青紫、疼痛者，以外用敷料药物促使消肿、定痛；如果肿痛并不明显，外贴膏药即可。内服药物一般根据症状情况，酌量选用。后期肿胀虽然消退，动作仍不灵活，或尚有轻度酸痛者，宜用洗方及药水或药膏外擦，并做导引锻炼，促使功能恢复。

菱形肌劳损

张某，男，39 岁，门诊号 75 - 38868，初诊日期：1977 年 10 月 21 日。

患者右背部疼痛已有 2 年余，自觉用力过度所引起，经过电疗、针灸、火罐等治疗无效，疼痛严重时坐立不安，患处似有物体击动感，于 1977 年 10 月 21 日来伤科门诊。检查：右背部菱形肌有压痛，可以摸到条索，局部外形无明显异常，肩关节活动佳。睡眠时背部有酸楚感，有时放射到同侧肘部，气候变化对病情无影响。脉软，舌质偏红。诊断为右菱形肌劳损。

【治疗经过】经用手法治疗，同时用四物汤加首乌、玉竹等药头二汁内服，三汁煎水外洗。

3 天后二诊时背部即感到酸痛减轻，胃纳较差，苔薄腻。除手法外，原方加健脾药味。

三诊时右菱形肌部压痛已明显减轻，右肩胛下肌有酸痛感，睡眠较差。原方加片姜黄、夜交藤，连服 4 剂。

以后内服药停止，外用热敷，并又经过 3 次手法，症状基本消失，停止治疗。

【按语】背部的斜方肌为扁平肌，形状似三角形，因左右成对且呈斜方形而得名，劳损的部位与疼痛点主要沿着肩胛冈斜方肌之外侧的边缘分布，也就是"板筋"的上部，因这个部位活动的频率较高，在睡眠时受风寒机会也较多，且易发生酸痛。

菱形肌有大小菱形肌，小菱形肌起于项韧带下部及第 7 颈椎棘突（有的起于第 1 胸椎棘突），止于肩胛脊柱缘。大菱形肌起自胸椎棘突及棘上韧带，纤维斜往下止于肩胛骨脊柱缘的下角，是长形肌肉，故称为"弦筋"。从临床实践中观察到，菱形肌劳损的疼痛部位多为第 4、5 胸椎旁侧，因此劳损与扭伤多发生于大菱形肌的起点部分。

肩关节扭伤

张某，男，40 岁，门诊号 79 - 24817，初诊日期：1980 年 2 月 16 日。

患者昨晚在演出时，不慎右肩关节扭伤，疼痛、活动受限制，夜间不能睡眠，今晨症状加重，患臂不能上举。右肩关节周围有轻度肿胀，肱二头肌、岗上肌有压痛，手臂无力，不能上举，被动运动时肩部疼痛加剧。X 线摄片：骨与关节未见明显异常。诊断为右肩关节扭伤。

【治疗经过】经用"压掌掏肩"等手法治疗，患者疼痛减轻，手臂立即能上举过顶。外敷消肿散，颈部吊带固定。

患者第二天下午又进行了局部按揉等手法，症状有明显减轻，为了保证演出质量，晚间又用 1% 普鲁卡因局部封闭。在第四天复查时，症状基本消失，手臂已能活动，遂用洗方巩固疗效。

【按语】肩关节扭伤为一种急性扭伤，常因未及时治疗，经久不愈。一般治疗为局部外敷中药，颈腕吊带固定，待肿胀消退后，再做功能锻炼，但往往痊愈较慢，并容易发生粘连。魏氏伤科的"压掌掏肩"手法对本病有独特疗效，手法后能使疼痛立即缓解，肿胀消退迅速，伤后第二天即可开始肩关节导引锻炼，不易引起关节粘连，功能恢复较快。

如疼痛肿胀严重者，可内服复方四物汤或化瘀汤或七厘散等。症状较轻者一般可单纯外治。外用药物为先外敷消肿散，或外贴三益膏等，同时用颈部腕吊带固定，约 1～2 周后改用四肢洗方。

肱二头肌肌腱长头滑脱

虞某，女，46 岁，门诊号 63474，初诊日期：1977 年 2 月 3 日。

患者昨晚端盆到水时，左肩过度外展，致左肩扭伤而剧烈疼痛，活动受限制，昨晚不能睡眠。现左肩关节活动受限制，肱二头肌肌腱长头压痛明显，有向内滑动感，局部有轻度肿胀。诊断为左肩肱二头肌肌腱长头滑脱症。

【治疗经过】应用手法复位，复位后疼痛立即缓解。外敷消肿散，颈腕部吊带固定。内服复方四物汤。

2 月 9 日复诊时，局部压痛已不明显，肩关节活动仍有限制，外展 4°，手上举不能超过头顶。改用上肢洗方，外擦舒筋药水。每天早晚各一次。

2 月 14 日第三诊时，压痛消失，关节活动已基本恢复正常。

【按语】肱二头肌肌腱长头滑脱，魏氏伤科称为"筋出槽"，是肩关节急性损伤之一。肱二头肌肌腱（长头）位于结节间沟，在近端有横韧带及关节囊，把肌腱限制于结节间沟内。若小结节发育不良，结节间沟因骨质增生而变浅，致使肌腱容易滑脱。有时突然强烈的肌肉收缩也可引起肱二头肌肌腱长头滑脱。急性肱二头肌长头滑脱属于比较严重的筋伤，局部的肿痛明显，因此手法后，初期外敷消肿散以消肿止痛，1～2 日更换一次，并应用颈腕吊带，使肩关节固定 1～2 周，而后开始活动。如果局部压痛已不明显，肩关节活动仍受限制，可以改用上肢洗方，外擦舒筋药水以舒筋活络，改善关节功能。

肱骨外上髁炎

陈某，男，47 岁，门诊号 16881。

患者右肘酸痛已有一个半月，无外伤史，自诉经常做旋前旋后手工操作，工作虽不重，但活动频率较快，因而引起疼痛。经过数次氢化可的松局部封闭，均无明显效果。右肘关节伸屈及旋前旋后活动均佳，但屈肘时间过长后就不能立即伸直。桡骨腕伸肌起点附近有明显压痛，肿胀不明显。诊断为右肘肱骨外上髁炎。

【治疗经过】8 月 22 日开始用手法治疗，同时外用四肢洗方。25 日行第二次手法时，患者主诉第一次手法后，局部酸痛反而加重（这是正常的反应）。继续给予手法治疗，直至 9 月 8 日止。经过 6 次手法以后，患者自觉疼痛已不明显，桡侧腕伸肌起点附近压痛消失，于是转用药物巩固疗效。

【按语】肱骨外上髁炎是临床上常见的疾病。但压痛部位不同，通常有两个：一是肱骨外上髁，一般认为是由于骨炎或骨膜炎所引起。二是桡骨腕伸肌起点的附近，是由于反复的损伤致局部瘀结而发生粘连，在牵引时产生局部疼痛。在大量的临床实践中观察到，凡是对疼痛点在桡侧腕伸肌起点处的患者施行魏氏手法，其疗效都比较理想。若疼痛点在肱骨外上髁处，则手法的疗效较差，应配合药物加强治疗。

药物治疗主要以外用药为主，一般用四肢洗方。肿胀明显者可用化瘀洗方加擦活络药水，或局部外贴三益膏，加用丁桂散等。如局部疼痛肿胀严重者，则内服活血化瘀的止痛方药。

此外，患者在手法治疗的过程中，或者症状基本消失后，应注意适当休息，否则取效较缓而且容易反复发作。

肘后血肿

沈某，男，12 岁，门诊号 4796，初诊日期：1978 年 8 月 14 日。

患者两天前滑跌，右肘部伸直，腕关节背屈，手掌撑地受伤，当时即感到肘关节肿痛，不能活动。在外院检查，行 X 线摄片，认为是肱骨内上髁骨折，无移位，上臂用石膏托肘关节屈曲90°位置固定。患者因感到肿痛难忍而来我院急诊。拆除石膏后检查，经 X 线摄片复查，未见明显骨折，肘后有明显血肿，肘关节活动范围 90°～110°，肱骨内上髁无压痛。肱桡关节有压痛，前臂不能做旋后动作。诊断为肘后血肿。

【治疗经过】由于肿痛较重，故在肱桡关节及血肿处做局部麻醉，然后用手法治疗。肘后血肿立即消散，肘关节活动范围改善到 70°～140°。外敷消肿散，颈腕吊带固定。

两天后复诊，肘关节活动范围已达 60°～160°，肿痛已不明显，改用洗方。一周后第三次复诊时，症状基本消失。

【按语】肘后血肿可以为单纯血肿，或者伴有骨折及关节错位等损伤，但临床上只要有血肿的存在，大都可以采用手法治疗。手法时要求做到桡骨拔伸时必须完全伸直，上屈时尽量使屈曲手指能碰到肩头。这是魏氏伤科治疗肘关节损伤的手法常规，是很重要的，因为通过手法伸屈，不仅可挤消血肿，同时可以对肘关节起到正骨顺筋的作用，对以后功能恢复有很大的作用。

药物治疗则外敷消肿散，并用颈腕吊带固定 1～3 天，而后用洗方，开始活动，7 天左右即可恢复正常。

桡骨茎突处狭窄性腱鞘炎

汤某，女，47 岁，门诊号 3716，初诊日期：1978 年 2 月

16 日。

患者右腕桡侧疼痛已有 4 个月，曾经氢化考的松局部封闭 3 次无效，不能写字、穿衣等，影响工作与生活。右腕桡侧茎突有压痛，肿胀不明显，腕部不能向桡侧倾斜，拇指伸屈无力。诊断为桡骨茎突处狭窄性腱鞘炎。

【治疗经过】于 2 月 16 日开始每周两次手法，同时外用四肢洗方熏洗加活络药水外擦。经过 4 次手法后疼痛即减轻，至 3 月 16 日行第 9 次手法前复查时，已能做开关自来水龙头等动作，写字时仍有轻度疼痛。后继续手法配合外用药治疗。至 3 月 30 日行第 11 次治疗时，症状已基本消失。

【按语】桡骨茎突处狭窄性腱鞘炎，又称腕桡侧腱鞘炎。本病在中医伤科属于"伤筋"范畴，魏氏伤科称为"反关脉受伤"，因为有少数人的桡动脉搏动部位不在正关而在反关，故有"反关脉"之称。目前在临床上，损伤初期大都采用局部封闭疗法，但有不少病例局封无效，或愈后复发。因此手法导引和药物治疗仍为本病的重要治疗方法，并有较好的疗效。魏氏伤科在外用药物治疗上，按照病程分为前期和后期，一个半月之内为前期，一个半月之后为后期。按照症状分为轻度肿胀型与无肿胀型。前期和轻度肿胀型者，在手法后外敷消瘀散或三益膏，每 2～3 天换药一次。后期和无肿胀型者，用四肢洗方局部熏洗，并加擦活络药水或舒筋活血膏。

腱鞘囊肿

周某，女，45 岁。

患者因踝关节陈旧扭伤住院治疗，在住院期间检查发现左足背第三跖骨基底部有一大小约 1.5cm×1cm 肿块。肿块质硬，按之疼痛。诊断为左足背部腱鞘囊肿。

【治疗经过】即用手法推散，患者略觉酸痛，肿块立即消失，足背恢复原状。再给以活络药水。

【随访】数月后随访，未见复发。

【按语】对于非常坚硬的囊肿，有时不易推散，可用1%普鲁卡因1～2mL注入囊肿内，针头不要拔出，将囊壁四周穿破5～6处，而后再用手法，可以提高手法的效果。

当腱鞘囊肿推散后，应嘱咐患者每天早晚各一次，用大拇指对囊肿部位做自我按摩，必须在较长时间内坚持，否则很易复发。

有的腱鞘囊肿外形不大，但内通关节，手法不易推散，可以考虑手术治疗。一般不须药物治疗，如疼痛明显，可擦活络药水。

腰部筋膜劳损

方某，女，26岁，门诊号103925，初诊日期：1979年6月21日。

患者腰痛时轻时重，已有4年，无明显外伤史，自述为营业员，可能与经常站立有关，经过多种治疗未见显著疗效。今年春节以后症状加重，迄今不见减轻，而来我科治疗。第一、二次门诊时用药治疗，症状不见减轻。自7月5日开始行手法治疗，手法后腰部有轻松感，以后每周行两次手法，同时外用洗方。现腰椎有轻度侧弯，前屈活动轻度受限，直腿抬举试验左侧75°，右侧55°，两侧下肢无明显麻木区，两侧膝、跟反射存在，右侧腰部及臀部有明显压痛。诊断为右腰部筋膜劳损。

【治疗经过】手法治疗，同时外用洗方，内服伸筋活血汤。共经过4次治疗后，患者腰椎侧突已不明显，两侧直腿抬举试验恢复正常，主诉症状基本消失。

【按语】腰部劳损是指肌肉、筋膜及韧带等软组织慢性损伤，这是腰痛中最为多见的疾病。魏氏伤科认为，腰部劳损在临床上可分为下列几种情况：腰肌劳损，腰臀部筋膜劳损，腰椎棘上或棘间韧带劳损，髂腰韧带劳损。上午较轻，下午较重，休息后较轻，劳累后较重，这是腰部劳损共有的临床特征。有腰部劳损者，有时遇到较轻外伤诱因，会引起急性发作，腰部疼痛严重，肌肉痉挛，活动困难。尤其是腰部棘突肌劳损（腰肌劳损），更为常见和多发。

肘部内侧副韧带损伤

李某，女，36 岁，上海人，已婚，职员，初诊日期：1991年 10 月 5 日。

患者右肘跌伤肿痛 3 天。患者 10 月 2 日乘坐拖拉机时不慎跌下，右手着地，当即感右肘疼痛，活动受限。当地医院拍片未见骨折，未经治疗，次日返沪。现右肘内侧皮下青紫、肿胀、压痛。右肘活动受限，活动范围 30°~90°，右肘内侧韧带侧向试验（＋）。舌略红，苔薄，脉平。诊断为右肘内侧副韧带损伤，证属跌仆受损，骱扭筋伤，气血瘀滞。

【治疗经过】行理筋手法。消肿散外敷包扎，两天换药一次。

内服活血化瘀消肿止痛方药：生地 12g，赤芍 9g，丹参 9g，川芎 6g，青皮 4.5g，枳壳 4.5g，延胡索 9g，茯苓 9g，地鳖 4.5g，甘草 3g。7 帖。

二诊（1991 年 10 月 12 日）：右肘损伤后 10 天，疼痛减轻，肿胀消退，局部压痛仍明显。患肘关节活动仍受限，苔脉同前。

局部外洗活血消肿方：桂枝 9g，苏木 9g，泽兰 12g，扦扦活30g，紫草 9g，刘寄奴 12g，紫荆皮 12g。7 帖，煎水熏洗患处，每日 2 次，每次 20~30 分钟。

逐步进行右肘伸直操练。

三诊（1991 年 10 月 19 日）：局部肿胀已不明显，夜间仍有疼痛，右肘活动范围 50°~140°。

外洗舒筋活血化瘀方：伸筋草 12g，紫草 9g，羌活 12g，独活 12g，当归 12g，苏木 9g，乳香 12g，没药 9g，红花 9g，泽兰叶 12g，桂枝 9g。4 帖。煎水洗，每日 2 次，每次 20～30 分钟。

四诊（1991 年 12 月 7 日）：损伤后 2 月，疼痛消失，恢复正常工作。检查：右肘活动范围 0°～130°。予解疼镇痛酊，局部热敷后外用。

【按语】肘关节侧副韧带损伤属"肘部伤筋"，魏氏伤科在急性期治疗时以消肿散外敷制动，重在消肿止痛，内服活血化瘀之剂。急诊可施理筋手法以消散部分血肿，手法只做一次。同时，配合外用熏洗中药。外用洗方初期以活血理气、止痛消肿为主，如以生地、赤芍、丹参、地鳖活血，青皮、枳壳、延胡索、川芎理气，气血并重。中后期则应配合舒筋通络，用桂枝、苏木、泽兰、扦扦活、紫草、刘寄奴、紫荆皮等。这也是魏氏伤科喜用的一种外用洗方组合，只是未做成协定方。本案三诊后患者症状明显改善，停止用药。伤后 2 个月复查，遗留关节屈曲功能轻度受限。

膝关节粘连

吴某，男，52 岁，住院号 170773，入院日期：1972 年 9 月 18 日。

患者 1965 年 7 月突然左膝肿痛，发热，持续在 39℃ 左右，曾做过 3 次关节穿刺，抽出黄色液体，肿胀持续约 8 个月。至 1966 年三四月间肿胀虽见渐退，但肿未消尽。1967 年 9 月再次出现短暂的左膝肿痛。同年 11 月及 1968 年 3 月又发作严重肿痛，伴高热达 40℃，以后每年均有几次轻度发作的左膝肿胀疼痛、发热。5 天前又发作左膝肿痛，伴高热 39℃ 持续不退，而来我院治疗。左膝呈屈曲位，不能主动伸屈，关节肿胀，局部皮肤温度较右膝明显增高，有轻度压痛，被动伸屈范围 150°～100°（活动度

50°），关节积液（有波动感）。经 X 线摄片诊断为左股骨髁上慢性骨髓炎急性发作，伴左膝关节炎性滑膜反应。

【治疗经过】认为根治有困难，以后有复发可能，采用抗生素治疗，肿痛症状渐退。后因患肝炎转传染科治疗。

10 月 12 日由于肿胀仍不能全部消退，伸屈活动受限制，局部皮肤温度较高，即转中医伤科治疗。

临床检查膝关节髌骨上缘肿胀偏硬，伸屈活动仍在 150°～100°，两侧膝眼处有明显压痛，股四头肌有废用性萎缩。脉缓，舌质偏红。

根据以上情况，中医认为骨与关节热毒未清，因多次发作性肿痛，以致关节瘀滞，软组织粘连。由于过去未能彻底治疗，关节活动始终未恢复，在行动时容易受到过伸、过屈刺激，所以经常发作肿痛，影响生活和工作。从 10 月 21 日开始，患者内服中药以清热解毒、养阴柔肝，外用活血化瘀通络洗方，同时每周三次手法治疗。经过三个月的治疗后，患膝能伸直 180°，屈曲与健侧对比差 5°左右。患者诉多年来膝关节的伸直活动从未这样轻松灵活。两个月左右出院。

【随访】自 1973 年 1 月出院后，每年进行随访，一直坚持工作，从未再复发过肿痛现象。1978 年 5 月曾又扭伤一次，经中药消肿散外敷后症状即消失，亦未复发肿胀发热。患者自诉自经手法及中药治疗后，原来每年要发作几次的关节肿痛发热等症状从未再复发。

【按语】膝关节粘连是各种下肢外伤后所引起的后遗症。其他骨病（如骨髓炎等）由于影响了下肢关节活动，也能引起膝关节的粘连。所以在治疗下肢损伤或其他下肢疾病过程中，早期即应注意关节功能的锻炼，或予较轻手法，以防止关节粘连而造成不良后果。中医学认为，"膝者，筋之府"，膝关节的筋络特别丰

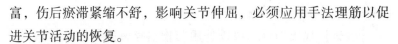

富，伤后瘀滞紧缩不舒，影响关节伸屈，必须应用手法理筋以促进关节活动的恢复。

本病例的难得之处不仅在于使膝关节粘连改善，更在于使以前反复发作的症状复发也减少，而且复发之后仅仅运用中药外敷就能好转，这其中药物的作用至为关键。初期用活血化瘀通络洗方，以当归尾、紫丹参、老苏木、老紫草、刘寄奴、西泽兰大队的活血祛瘀药荡涤积滞，又配合土鳖虫、乳香、没药止痛，路路通舒筋通络，体现魏氏伤科伤重视瘀血为患的理念。后来，虽遭扭伤亦未复发肿胀发热，说明局部的瘀血已去，邪热无从稽留，故仅仅用消肿散即有效。

足部伤筋

张某，男，27岁，初诊日期：2014年5月8日。

患者1年前右前足扭伤疼痛肿胀，其后一直未消，曾经用多种中西药内服外用，疗效不显。久行肿痛加重。现右前足肿胀，第一跖趾关节及第一跖骨前部压痛，局部皮肤湿疹样改变。舌苔略黄腻，脉如常。X线片未见异常，血尿酸正常。诊断为右足第一跖趾关节陈旧性扭伤，证属瘀血停聚，湿热痹阻。

【治疗经过】以活血化瘀、清热祛湿为法，予消肿散4张外敷，新复霜2支外搽。

二诊（2014年5月15日）：右足第一跖趾关节及第一跖骨前部压痛减轻，局部肿胀，皮肤湿疹样改变消退。予消肿散7张外敷。

外洗方：落得打15g，海桐皮12g，紫荆皮12g，抒抒活15g，忍冬藤15g，五加皮12g，三七6g，赤芍9g，虎杖15g，地肤子9g。7帖。

威利坦2盒，口服，每日2次，每次2粒。

三诊（2014年5月22日）：右足第一跖趾关节及第一跖骨前

部肿痛轻微。继予上外洗方7帖外洗。

【按语】魏氏伤科一般以外用药物治疗坠跌伤筋及扭伤时，初期若有肿胀、疼痛，外敷三圣散或消瘀散，肿胀消退时，改贴三益膏或伤膏药。内部肿胀不消、关节动作不灵活、酸痛无力者，用四肢洗方、舒筋活血洗方、海桐皮汤熏洗，并擦活络药水或舒筋活血膏。陈旧扭伤应先用洗方外洗以活血化瘀后，再用上述方法。

第一跖趾关节陈旧性扭伤较为少见，一般应该首先排除痛风、骨关节炎和滑囊炎。本病例因为在外院用药治疗后局部皮肤过敏，所以初诊先用新复霜（倍他米松和氯霉素复方制剂）治疗，同时用消肿散外敷。消肿散又名三圣散，由芙蓉叶、红赤豆、麦硝粉三味组成，功效活血消肿，清热止痛。芙蓉叶、红赤豆二药多用于痈肿，但均有活血、消肿、清热之功，相须为用，魏氏伤科用于治疗跌打损伤，伤在筋肉，肿胀疼痛或者红肿灼痛。麦硝粉即洗面筋所沉淀小粉，用作赋形剂。

经一周的治疗后，过敏症状消退，再配合使用中药外洗。使用外洗方的时候一般根据具体病情辨证处方，很少简单使用成方。一般伤在筋肉，必有瘀血阻络，早期易见瘀血化热，即所谓"损伤之处多有伏阳"。本病例由于损伤失治，瘀血留而不去，瘀久化热，表现为患处红肿发热，甚或体温升高，故治疗除活血之外，应兼顾清热，如此才能迅速消肿止痛。本外洗方的特点是用药多一箭双雕。落得打、紫荆皮、扦扦活、海桐皮这几味是魏氏伤科常用药，都同时有活血化瘀和祛风胜湿的功效，对于损伤和风湿都能使用。另外的忍冬藤、五加皮、赤芍、虎杖也同样如此，既能活血，又能清湿热。用地肤子主要是针对皮肤过敏，而三七在瘀血较为明显的病例中一般都会使用。

失颈（颈部伤筋）

失颈亦称"失枕"，俗名"落枕"，是临床上常见的扭伤。常常因卧时枕头不正或过高，或举搬重物时用力不慎导致扭伤，或睡卧时当风着寒，再经些微诱因而起。可见颈部酸痛、项强、俯仰及两侧转动不便。严重者伴有头昏，酸痛延至脊背及肩部；或痛处有轻微肿胀，影响睡、卧、起、立及工作；或颈部前倾不起，或后仰，或左右歪斜。

治疗轻度扭伤，仅用手法，再以毛巾热敷，即可获愈。一般的扭伤，在手法后外用腰脊胸腔洗方、舒筋活血洗方及外擦活络药水或舒筋活血膏。

腱鞘炎

腱鞘炎为手指上节内侧伤筋，在手法治疗后，即用洗方及外擦药。有些病例用洗方及外擦不能获效，或使用不便，尤以拇指上节内侧伤筋多见，可贴三益膏或伤膏药，再用绷带包扎固定，常能获得满意疗效。在治疗过程中，应避免接触冷水，宜做导引练习直至复原。

梨状肌综合征

治疗梨状肌综合征时，对肿胀青紫者，外敷三圣散或消瘀散；肿胀并不严重者，外贴三益膏或伤膏药；肿胀消退、酸痛无力者，外用四肢洗方、舒筋活血洗方，并擦活络药水或舒筋活血膏。

至于内服药物，初期服活血丹以活血消肿止痛，后期用黑虎丹或大活络丹与壮筋丸，以祛风散寒，通络止痛，壮筋络。舒筋活血汤在前后期均可服用，亦可头煎内服，二煎用作外洗，以舒筋活血通络。

膝内软骨损伤（半月板破裂）

膝髌在屈曲的位置上受到外力扭转，致髀骨与胫骨交接处、骨与骨间互相磨压，引起损伤，或经多次的扭伤导致软骨损伤，甚至半月板破裂。受伤后，髌内剧痛，旋即肿胀，损伤部有按痛，伸直困难，并感到髌内有物滑动，伸屈时髌内有"格格"的响声（此种响声较膝内伤筋为单纯），动作不能用力。

诊断时固定大腿，将膝部微屈，小腿向外侧旋转时作痛，向内侧旋转时不痛，便系内侧软骨损伤，反之，则为外侧软骨损伤。根据患者的主诉、伸屈运动，并晃动其关节，察知响声产自何侧，即为何侧破裂。外侧损伤者，外膝眼处有明显压痛；内侧损伤者，内膝眼处有压痛。后期往往伴有大腿肌肉萎缩、行动无力等现象。

治疗时不须施行手法，初期若有肿胀，外敷断骨丹；肿胀消退，若酸痛不止，外敷碎骨丹或骨科膏。

受伤初期，在敷药包扎时，需用硬板托住固定，膝部衬垫棉花，后期只有酸痛、响声而无肿胀者，不需用板固定，只用敷料及膏药。外用药物以断骨丹与碎骨丹为主，如皮肤不佳者，可贴骨科膏。长期敷贴致毛窍闭塞，药力吸收迟缓时，则用四肢洗方与舒筋活血洗方或海桐皮汤外洗，并擦以活络药水及舒筋活血膏。

第五节　杂　病

杂病与损伤相对，由于社会的变迁，实际上已经是现代中医骨伤科最为重要的一大类疾病。"病"者，病因多样，外因风寒暑湿燥火六淫，内因气血脏腑虚损，以及不内外因之损伤劳逸，证候千变，病名杂出，故称为杂病。其病机治法亦大不相同，中医的辨证论治最为重要，也即薛己"十三科一理贯之"要义所在。按照以上对"伤""病"的理解，"病"的范畴则很广，急性损伤之外的都属于"病"。骨病包括骨关节的先天畸形、骨痹疽、骨痨、骨关节痹证、骨坏死性疾病、代谢性骨病、骨肿瘤和一些涉及骨骼病变的地方病与职业病。筋病指肌肉、筋膜、肌腱、关节囊、韧带、软骨及周围神经的疾病，包括各种慢性劳损性疾病如肩关节周围炎、各部位的腱鞘炎、滑囊炎、颈椎病、腰椎间盘突出症等。而还有一些"伤"的并发症，主要是后期的病症，如缺血性肌挛缩、骨化性肌炎、创伤性关节炎、缺血性骨坏死、迟发性畸形、慢性肿胀、肌萎缩、骨质疏松、神经卡压综合征、关节僵硬、韧带松弛、痹证等；还有损伤后期的其他脏腑的病症，如坠积性肺炎、褥疮、尿路感染等。这些都是损伤兼夹外邪或者虚损劳逸，可以归属于损伤变症，已经是骨病、筋病讨论的内容，也属于"病"的范畴。

颈椎病（肩臂痛型）

张某，男，59岁，住院号：186635。

患者右肩、上肢及背部疼痛、麻木，已有4个多月。无外伤史，开始发病时是突然感到右上肢疼痛并发麻，背部亦有疼痛。经过针灸治疗未见好转，并感颈部活动不便，肩胛部亦有酸痛。颈椎向左倾斜时右上肢即出现放射性发麻疼痛。由于症状逐渐加重，于1974年8月5日住院检查治疗。颈椎无压痛，上肢关节活动佳，两上肢外展时颤动无力，颈椎前屈及向左侧屈轻度受限。右手鱼际肌萎缩，骨间肌也略有萎缩，握力显著减退，右臂4至6颈神经皮区感觉减退。肱二头肌、肱三头肌、肱桡肌反射减弱，头向左侧时疼痛麻木并传至臂部。右肩胛及右臂和手指均有麻木感，肩髃穴、天宗穴和背部两侧菱形肌有压痛。颈椎正侧位及左右斜位X线摄片示：颈椎失去正常生理曲度，C3、C4处略向后

凸，诸椎体后缘有骨赘增生，尤以 C3 以下显著，C3 - 4 及 C4 - 5 椎间隙变窄、椎间孔狭小。诊断为颈椎病（颈肩臂痛型为主，兼有轻度背痛）。

【治疗经过】入院后即做牵引治疗，重量为六市斤。由于进展较慢，于 8 月 15 日起，除牵引外，开始手法治疗，每周 3 次。所用的手法为常规手法，即第一类颈肩臂痛型手法及卧位手法。三周后（9 月 9 日）复查时，颈臂部疼痛麻木明显减轻，但症状仍时轻时重，同时加用洗方，继续手法治疗。至 10 月 11 日检查时，颈臂部及背部酸痛麻木基本消失，两手握力相等，结束手法治疗。1976 年 6 月 7 日，患者因其他疾病再次住院时，复查其颈椎情况，主诉近一年来症状未见反复，颈臂背部无明显不适感。

【按语】颈椎病现代分型主要是根据病理机制分为颈型、神经根型、椎动脉型、交感型、脊髓型和混合型，魏氏伤科也采用这种分类法，但是在临床实践中，据症状表现，颈椎病可分为以下五种类型。

（1）颈痛型：多数在颈部的一侧，或为一侧重一侧轻，或一侧明显而另一侧稍有影响。颈部酸痛，活动受限，左右回顾不便，头部有沉重感，症状时轻时重，肩、臂、背部无明显疼痛，上肢活动佳。此种类型多属于早期，病程较短。

（2）颈肩臂痛型：颈部疼痛，同时放射至肩部与臂部。肩部似有重物压住，有不同程度活动受限，或两侧，或一侧重一侧轻。手指有麻木感，握力减退。此种类型在临床上较为多见。也有少数病例颈肩疼痛特别明显，一侧的肩关节活动受限，握力减退，头昏，精神烦躁，影响睡眠和工作，甚至会突然出现短暂的昏厥。

（3）颈背痛型：可与肩臂痛同时存在，也可单独表现为颈背疼痛。颈部活动受限，背部沉重如负。有时疼痛会影响到前胸，但需注意与胸部其他疾病（如屏伤及心脏疾患等）鉴别。

（4）颈头痛型：常见为一侧的偏头痛（少数为双侧），疼痛持续存在，可伴有恶心，精神烦躁，影响睡眠，颈部不敢转动，活动受限。

（5）综合型：颈部、肩臂部、背部均有疼痛，活动受限，大多为双侧，或为一侧重一侧轻，手指麻木，握力减弱，甚至肌肉萎缩。部分病例同时有偏头痛存在，此类病人大多年龄较大，病程长，症状有时严重，有时缓解，反复不已。此类型在临床上也属多见。

本病例属于颈肩臂痛型为主，兼有轻度背痛。如无明显正虚或邪实的症状，或者疼痛程度还轻，可以不用内服药物，只用外用药物即可。外用药物在颈椎病治疗中也是一个重要方面。在天热季节经常应用局部洗方或全身洗浴方，再加擦活络药水或舒筋活血膏，在天冷季节可采用局部蒸敷方。

颈椎病（颈头痛型）

易某，女，50 岁，门诊号：二医 1046。

患者于 1975 年 8 月 11 日摔跤时，颈部扭伤，颈部疼痛活动受限。8 月 14 日来诊治疗，经 X 线摄片，初步诊断为 C5、C6 半脱位而收入病房。查 C6 左侧有明显压痛，左上肢掌面感觉减退，左肱二头肌、肱三头肌反射可引出但较弱。经读片，仍诊断为 C5、C6 半脱位。经用牵引治疗，症状有好转，但起床后颈痛加重，再用颈托固定，以后门诊治疗。

10 月 7 日门诊时，主诉颈痛始终存在，同时发现头向左转动时有头晕，经牵引后头晕消失，又诊断为伴有左椎动脉压迫及左侧椎动脉供血不足。经用麻黄素等治疗未见好转，至 10 月 8 日起不仅向左转动时引起头晕，向右转动时也可引起头晕，有轻度眼球震颤，神经科会诊未发现明显异常，仍继续用麻黄素及牵引，同时针灸治疗。由于疗效不明显，于 1976 年 1 月 12 日转伤科治疗。

患者头部不适，左侧偏头痛，左风池穴有明显压痛。左侧项肌紧张，局部有压痛，颈椎两侧肌肉对比明显不平衡，C5、C6 处压痛，左手小鱼际有轻度萎缩，握力减弱。脉滑细，舌质淡胖，边有齿印，舌苔薄腻。有时便溏腹泻，面色白而虚肿，食欲不佳。X 线片复查：显示 C5、C6 半脱位不明显，但有增生改变。诊断为颈椎病（颈头痛型），同时全身辨证属于脾肾两虚。

【治疗经过】用颈椎病颈头痛型手法治疗，每周两次。同时颈部用蒸敷方局部热敷。内服健脾益肾方剂，如二仙汤合六味地黄丸，或四君子汤加仙茅、淫羊藿、怀山药、鹿角胶、桂枝、夜交藤、白芍、砂仁、陈皮、谷麦芽，以及补中益气汤等。至 1976 年 6 月症状逐渐好转，颈痛显著减轻，颈部能左右转动，头晕、头痛亦显著改善。以后又断断续续用手法及药物治疗，除向左转动稍有限制外，其他症状基本消失。

【按语】本病例所用外治法是在颈部用蒸敷方局部热敷。蒸敷方是魏氏伤科临床应用最为广泛的外用制剂，其功效为活血、祛风、通络、逐痹、止痛。蒸敷方对伤科最为常见的颈椎病、腰椎间盘突出症、骨关节炎及肩周炎的疗效很好，治疗骨折后的疼痛、肿胀、痉挛、僵硬的效果也不错，并能加快软组织损伤的愈合。还能广泛用于风湿类疾病，对于风湿、类风湿关节炎，能减轻关节肿胀，消除滑膜的纤维化，对修复关节的强直畸形有明显作用，对早、中期强直性脊柱炎的脊柱僵硬也有很好的改善作用。

应用时机和证型：在疾病的急性期应该慎用蒸敷方，因为本方药性偏温，而且又是湿热外敷，在急性期炎性渗出阶段使用容易加重炎性反应，可能会致使病情加重。在亚急性期或缓解期使用更为得当。同样因为本方药性偏温，对于病情属于虚证、寒证者更为合适，热证者也应当慎重使用。

应用部位：蒸敷方最适合用于肢体肌肉丰厚之处，比如颈、腰、背、臀、大腿等，或者是大关节，如肩、髋等，较小的关节如肘、膝、腕、踝等及手足、小腿、前臂等就不是非常适用，但是如果患者用本药包效果很好，也不妨使用，只是要更加注意避免烫伤。

加水量：药袋用水淋湿后置于锅内隔水蒸热，用水的多少也有讲究。应该用少量的水淋，只要使药物湿润即可，不可让药包汁水淋漓，因为药包在隔水蒸之后，会有更多的水分进入，水分过多往往会使药物有效成分随药水流失，影响疗效。但是如果是干蒸或者水分过少，药物的有效成分又不能有效蒸发出来，同样影响疗效。

湿毛巾包裹：由于刚刚蒸热的药包温度太高，需要用 2～3 条毛巾包在外面，以免烫伤。最好用拧干的湿毛巾，只有这样，药物的有效成分才能更好地随水蒸气透入皮肤。如果用干毛巾，没有水蒸气作为介质，药物的有效成分被毛巾阻隔不少，会影响疗效。

魏氏伤科认为，湿热敷胜于干热敷，药力借助水蒸气透皮而入。热敷能松弛肌肉，扩张血管，促进血液循环，因此有消炎、消肿、减轻疼痛及保暖的作用。皮肤是人体最大的器官，除有抵御外邪侵袭的保护作用外，还有分泌、吸收、渗透、排泄、感觉等多种功能。蒸敷方法就是利用皮肤这一生理特性，使药物通过皮肤表层吸收、角质层渗透和真皮层转运进入血液循环而发挥药效。

患者用蒸敷方外敷，如果经过 3～5 天的正确使用，局部皮肤会出现深褐色的条纹或斑块，这是药物渗透沉着于皮肤所致，也说明热敷的温度、湿度和时间足够。

有患者常常有多个关节的疾病，如果同时有大关节和小关节的疾患，让患者在大关节外敷之后，把药包煎汤外洗小关节，一举两得，也有很好的疗效。

肩臂风寒湿痹

李某，男，55 岁，门诊号 1376。

患者于 3 日前左肩部外受风邪，突然发作左肩臂部疼痛难忍，手臂放在任何位置上都不能使疼痛减轻，影响工作和休息。左臂三角肌下部附着处有疼痛点，面积不大。按之局部肌肉僵硬，肩前肱二头肌长头及肩胛下肌亦有压痛，痛点均较僵硬。颈部活动正常。神经系统检查未发现异常。诊断为肩臂风寒湿痹。

【治疗经过】每周行 3 次手法，内服三痹汤，同时外用洗方并加擦活络药水，两周后症状缓解。由于患者工作较忙，除药物照常应用外，手法停止。3 天后症状又发作，继续应用手法后疼痛即见减轻，约 4 周后肩及上臂疼痛点消失，但肌肉有轻度萎缩，皮肤亦不润泽。此后疼痛向下臂转移，这时下臂肌肉亦有萎缩现象，皮肤亦不润泽。约 6 周后所有痛点基本消失，皮肤亦恢复正常。

【按语】肩臂部肌肉劳损所引起的肩部酸痛一般慢性发作（急性发作较少），有损伤史，酸痛有一定的部位。而风寒湿痹者大多急性发作，无明显损伤史，酸痛部位较广泛，伴有游走现象，常与季节气候有关，一般在秋冬发病较多，夏令季节较少见。两者均可运用手法治疗，但在药物应用方面须辨证施治。

腰椎间盘突出症

案 1：葛某，男，87 岁，运输工人，门诊号 315008，初诊日期：1959 年 4 月 14 日。

患者腰及右胯、腿、膝部有刺痛，小腿及足背外侧麻木，逐渐增剧。曾经外医院针灸、电疗、药物等治疗未见改善，长期不能工作。后到本院骨科检查，经摄片，诊断为腰椎间盘突出症。于4月14日起，转中西医联合专科门诊，用中医方法治疗。患者右腰腿刺痛严重，咳呛时更甚，行动牵掣，不能工作。右侧腰背部肌肉痉挛，并有显著压痛。腰椎与骶椎向右侧屈曲，过伸受限制。直腿试验右15°，左45°，右下肢伸趾肌肌力减弱，右侧踝反射消失，右小腿及足背外侧前后有麻木区。

　　本病属腰部瘀阻，伴有风、寒、湿内蕴络道，气血阻滞，因而疼痛麻木。

　　【治疗经过】选用熨药第二方外熨，并行腰部扭伤手法进行按摩推拿，连续3遍。内服舒筋活血汤及自动导引综合疗法。

　　连续用上述方法治疗，症状逐步减轻。至4月30日，患腿直腿抬高试验已达45°以上。至5月16日，患肢直腿抬高试验达50°以上。至5月30日，患肢直腿抬高试验达80°以上，刺痛、麻木等症状消失，开始恢复工作。

　　【随访】于1959年9月进行随访，患者情况良好，早已参加重体力劳动，目前无显著不适感觉。

　　【按语】腰椎相邻的两个椎体之间有椎间盘，魏氏伤科称之为"腰骨垫筋膜"，又名"腰脆骨筋"。腰椎间盘突出症在中医诊断上属于"腰腿痛"或"腰痛连膝"的范畴，本症与95%的坐骨神经痛和50%的腰腿痛有着密切的关系。伤科一般将腰椎间盘突出症归属于腰痛或痹证的范畴。引起腰痛的原因有风、寒、湿、热、闪挫、瘀血、气滞、痰饮等，而其根本在于肾虚。痹是气血闭塞不通所致的肢体痛，风寒湿气外袭、气血虚弱、运化乏力是其原因。因此，本病的病因病机在于肝肾不足，筋骨不健，复受扭挫或感风寒湿邪，经络痹阻，气滞血瘀，不通则痛，具有本虚标实的临床特点。病延日久，则气血益虚，瘀滞凝结而缠绵难已。无论哪种情况，气血闭塞不通是其根本，而气血得温则行，得寒则凝，外用温热治疗是最为常用的方法。

在20世纪50年代，魏氏伤科外治常用热熨药，有两种组方，是采取干热敷：取药一包，放在铁锅中，锅中先放醋（或者黄酒）少许，与药一同炒热。药粉炒热后，装入预置的一个布袋内，放在患处热熨。而70年代之后，李国衡创立蒸敷方，采取湿热敷的方法，这也是对魏氏伤科外用剂型的创新。

案2：胡海，男，60岁，初诊日期：2014年1月16日。

患者2周前无外伤而出现左腰腿痛。曾行CT及腰椎MR，示L4-5、L5-S1腰椎间盘突出。曾于外院门诊行脱水及激素治疗3天，症状稍缓。停药症状加重，大小便可，咳嗽时症状加重。口稍干，胃纳可，右下肢痛影响睡眠。体格检查：腰椎无明显侧弯，腰椎活动度前屈70°、后伸15°、左右侧屈25°，左侧直腿抬高试验（+），双髋活动可。左踇伸肌肌力Ⅱ级，左趾伸肌肌力Ⅱ级，左胫前肌肌力Ⅲ级，左踇屈肌肌力Ⅴ级，左腓骨长短肌肌力Ⅲ级。左跟腱反射消失，右跟腱反射引出。左小腿外侧及足背内外侧皮肤感觉减退，左臀上居髎穴压痛明显。腰部压痛不明显。苔薄白，舌红，脉细。

诊断为腰椎间盘突出症，证属气滞血瘀，经络痹阻。治拟理气活血，通络止痛。

【治疗经过】内服方：枳壳6g，台乌药9g，落得打15g，伸筋草15g，生地12g，丹皮6g，川芎6g，川地龙9g，土鳖虫6g，川牛膝9g，川木瓜18g，汉防己12g，马鞭草15g，白芍12g，延胡索9g，制草乌6g，甘草3g。7帖。

二诊（2014年1月23日）：患者左下肢牵涉麻木不适好转。查体：直腿抬高试验右侧75°，左侧75°。左侧踇伸肌肌力Ⅲ级，左胫前肌肌力Ⅴ级。苔薄腻，舌红，脉细。外用蒸敷方，每日2次，每包3天。

内服处方：苍术12g，白术12g，猪苓9g，落得打15g，伸筋草15g，生地12g，丹皮6g，川芎6g，川地龙9g，土鳖虫6g，川牛膝9g，川木瓜18g，汉防己12g，马鞭草15g，白芍12g，延胡索9g，制草乌6g，米仁15g，川朴6g，甘草3g。14帖。

三诊（2014年2月10日）：患者左下肢牵涉麻木不适消失，微觉腰酸。舌苔薄白，脉偏软。予中药外用蒸敷方14包，加强腰部功能锻炼。

【按语】根据病史、临床查体及MR，本病诊断为腰椎间盘突出症（L4-5、L5-S1），突出巨大，左踇伸肌肌力明显减退，有手术指征。但患者要求暂缓手术，且患者病程较短，无马尾神经症状，故可先行非手术治疗观察。魏氏伤科对于腰椎间盘突出症都是采取中药内服、外用，配合手法、导引综合治疗。

蒸敷方是最为常用的外用药。中药湿热敷是中医外治法之一，《理瀹骈文》指出："外治之理即内治之理，外治之药即内治之药，所异者法耳，医理药性无二，而法则神奇变化。"有研究称，采用湿热敷对椎管外慢性软组织损伤所致腰腿痛有一定疗效，其作用机制可能是热刺激导致组织释放三磷酸腺苷（ATP），ATP一旦释放，无法返回细胞内，而是在细胞外迅速降解为腺苷，腺苷通过激活受体发挥镇痛作用。作为外用方剂，功效主治可能较于内服药物在针对性上有所欠缺，但治疗覆盖面更广，具有活血、祛风、通络、宣痹、止痛的作用，对腰椎间盘突出症引起的腰腿疼痛、冷痹无力及下肢屈伸受限有一定的治疗作用。

跟痛症

案1：邢某，男，58岁，初诊日期：1999年6月2日。

患者左足跟着地疼痛2周，无外伤，晨起下地左足跟疼痛明显，行走后症状可减轻。外院 X 线片显示左足跟骨跖面轻度增生。检查：左足跟无肿胀，跟腱附着处无压痛，左足跟跖面内侧压痛，左踝关节活动可。苔薄黄腻，质略黯，脉偏滑。

初步诊断为跟痛症，证属湿瘀阻滞。治拟清热利湿，化瘀通滞。

【治疗经过】内服方：苍术 9g，白术 9g，黄柏 9g，川牛膝 9g，甘草 3g，薏苡仁 15g，赤小豆 9g，赤芍 9g，丹皮 6g，茯苓 9g，丝瓜络 9g，7 帖。

同时予足跟痛洗方 7 帖外用。足跟痛洗方（验方）：荆三棱 9g，蓬莪术 9g，当归 9g，红花 9g，川牛膝 9g，透骨草 9g（或山慈菇 9g），刘寄奴 12g，威灵仙 9g，徐长卿 9g。煎水熏洗，每日 2 次，每次药水中加入米醋 50g。每帖药可用 2～3 天。嘱鞋内足跟部垫海绵垫。

二诊（1999 年 6 月 10 日）：用上药后症状明显减轻，晨起下地疼痛症状减轻，苔薄黄腻。再原方出入，内服方加生地黄 12g，虎杖根 9g，共 7 帖。外用方同前。

三诊（1999 年 6 月 17 日）：症状明显好转，苔腻。嘱停用内服方，续外用足跟痛洗方 14 帖。

【随访】1999 年 7 月随访，左足跟痛已不明显。

【按语】跟痛症是指跟骨跖面疼痛的慢性骨伤科疾患。临床表现为足跟痛的有多种足跟疾病，如足跟脂肪垫炎、跟骨滑囊炎、跟腱周围炎、跖筋膜炎等。跟痛症主要多见于中老年人，表现为晨起下地活动时足跟跖面疼痛较重，稍活动后疼痛减轻，行走过久疼痛增加，跟骨跖面跟骨结节处有压痛为其特征。

对足跟痛的病因，从现代医学的角度来看，有学者提出跟骨内高压和跟骨内静脉淤滞是主要原因，认为"跟骨是海绵质骨，髓腔内静脉窦较大，长期站立负重，使跟骨内静脉回流障碍，造

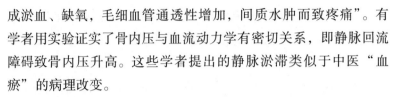

成淤血、缺氧，毛细血管通透性增加，间质水肿而致疼痛"。有学者用实验证实了骨内压与血流动力学有密切关系，即静脉回流障碍致骨内压升高。这些学者提出的静脉淤滞类似于中医"血瘀"的病理改变。

李国衡的足跟痛洗方以三棱、莪术、当归、红花、透骨草等活血化瘀止痛，加刘寄奴破血行瘀下气，徐长卿消肿止痛，配合威灵仙善走通利之性，牛膝引药下行。在应用前药基础上，临床可再选用骨刺霜外用，加强止痛功效。方中川乌草乌经药理研究证实有"一定的扩张血管和镇痛作用"，肉桂也具有"末梢性扩张血管"作用，威灵仙、香附镇痛活血通络，乳香、没药散瘀止痛，见肿消（野薄荷）消肿。上述药物主要作用在活血化瘀，消肿止痛，可能通过有选择地加快血液流动来纠正足跟静脉淤滞状况，以达到部分或全部解除足跟痛的治疗目的。

中医文献上称足跟部为"踵"，其意为诸体之重，承载全身重量。同时因足少阴肾经上行途中有别络入足跟，故足跟部又与肾经有关。由于足跟部是负重劳累部位，又和肾经关联，因而中年以后肾气衰退，跟部组织退变，易发疼痛。《丹溪心法》提到："足跟痛，有痰，有血热，血热宜四物汤加黄柏、知母。"《石室秘录》则指出："脚痛之证，最多而最难治，盖脚乃人身之下流，水湿之气一犯，则停留不肯去，须提其气，而水湿之气始可散也。"《诸病源候论》提到"脚跟颓"，其症状"脚跟忽痛，不能着地"，颓者，衰退也。所以综上所述，古代医家认为足跟痛的病因涉及痰、血热、水湿、肾亏及精血不足等，说明足跟痛不仅是实证，也有虚证。足跟痛不仅仅是局部病变，也与全身有一定联系，故在治疗上除外治法外，还应根据不同情况辨证内治。

跟痛症

案2：张文健，男，35 岁，初诊日期：2014 年 2 月 18 日。

患者 1 月余前因为受寒出现双足跟疼痛，晨起及久坐后疼痛明显，行走后可好转。双足跟未见明显肿胀畸形，跗骨面内侧压痛，皮温正常，舌脉如常。

诊断为跟痛症，证属寒凝血瘀，筋络不通。治拟散寒化瘀，通络止痛。

【治疗经过】外洗方：桂枝 9g，紫荆皮 12g，落得打 15g，川芎 9g，刘寄奴 12g，乳香 12g，没药 12g，花椒目 12g，红花 9g，海桐皮 12g，泽兰 15g，草乌 15g，三七 9g。7 贴。

二诊（2014 年 2 月 25 日）：经治疗后，双侧足跟疼痛明显减轻，仅仅行走较长时间后疼痛，平时微微酸楚。上方去三七，7 贴外洗。

三诊（2014 年 3 月 4 日）：诸证平复，行走如常。

【按语】足跟部为肾经之所主，足少阴肾经起于足下趾，斜行足心，至内踝后，下入足跟。足跟处乃阴阳二跷发源之所，阳跷脉、阴跷脉分别主人体左右之阴阳，肾为人体阴阳之根本，藏精主骨生髓，因此足跟痛与人体肾阴、肾阳的虚损密切相关，这就是本病多发于中老年人的原因所在。在肾虚的基础上可夹有寒湿或湿热。足居下，而多受湿，肾虚正气不足，寒湿之邪乘虚外侵，凝滞于下，湿郁成热，湿热相搏，致经脉郁滞，瘀血内阻，其痛作矣。或足部有所损伤，亦可致瘀血内阻。故跟痛症以肾虚为本，瘀滞为标，外邪多为寒湿凝聚。

本病例可以与前案对照，看看魏氏伤科运用外治法时的辨证施治，也体会魏氏伤科在继承中的发展。

本病例的起因是受寒，对因辨证为寒凝，病机辨证为血瘀，寒凝血瘀致使局部筋络不通导致足跟疼痛。治疗当散寒化瘀，对证治疗，以达到通络止痛的目的。仔细分析以上药物，绝大多数都有辛香发散的作用。桂枝、花椒目、海桐皮、紫荆皮、草乌温经散寒止痛的这一组自不必说，因为风为百病之长，寒邪常常与风邪相伴为患，祛风散寒药几乎都是辛温发散的。即使在落得打、川芎、刘寄奴、乳香、没药、红花、泽兰、三七活这组活血化瘀的药物中，也多半有辛香之性。乳香、没药本就是香料；川芎为血中之气药；刘寄奴"揉之有香气，故应兼辛"；红花味辛，具有特殊的香气；泽兰苦辛，别名叫都梁香，含有多种挥发油，有辛香之气。外用药和内服药的主要区别就是作用的途径不同，需要通过皮肤起作用，故在外洗方用药选择上的，多选择辛香发散的药物，除了药物功效，还有两方面的作用：一是增加透皮的效果，使更多的药物有效成分能发挥作用；二是熏洗的时候，能有更好的香味，使病人更乐于接受，也能帮助病人松弛舒缓情绪，有利恢复，这也是魏氏伤科重视情志因素的一个体现。

案3：潘祖德，男，66岁，初诊日期：2013年7月23日。

患者右足跟疼痛半年，无外伤史，久行久立则疼痛加重。体格检查：右足跟跖面压痛，舌暗，苔薄腻，脉细。

诊断为跟痛症，证属血瘀阻络。治拟活血通络。

【治疗经过】下方外洗：积雪草15g，透骨草12g，刘寄奴12g，川芎9g，泽兰15g，三七6g，补骨脂9g，五灵脂12g，乳香12g，没药12g，7帖。

二诊（2013年7月30日）：右足跟疼痛减轻，行走时偶有疼痛，足跟压痛（+），舌脉如前。前方去三七，加杜仲12g，五加皮12g，外洗。

三诊（2013年8月6日）：足跟疼痛轻微，长时间站立行走后略感不适。活络药水2瓶，外搽。

【按语】魏氏伤科对于中药外洗法极为重视，不仅仅是简单地运用固定的洗方治疗不同的患者，而是和中药内服一样，根据中医辨证的不同而采取不同的药物进行治疗，并且根据病情变化进行加减。跟痛症是骨伤科常见的病症，从中医的角度看，是血瘀阻络，治疗应该活血通络。

透骨草，味辛，性温，入肝、肾两经，有祛风湿、活血止痛的功效。积雪草，味苦、辛，性寒，《本草拾遗》言其"清热利湿，活血止痛，解毒消肿，利水"。木瓜，味酸，性温，入肝、脾、胃经，有舒筋通络、和胃化湿功效，主治风湿痹痛、肢体沉重、筋脉拘挛，《本草正》曰其"专入肝，益筋走血，疗腰膝无力"。刘寄奴，味苦、辛，性平，有祛风活血、清热利湿的功效，临床上用于风湿痹痛，在《药性考》中言其"能舒筋活血，筋健络通"。此几味药是魏氏伤科常用的舒筋通络组合。三七、乳香、没药三味药是魏氏伤科常用的活血化瘀止痛组合，无论急慢性损伤还是风寒湿痹，只要有血瘀证，都可用之止痛。川芎为血中之气药，能行气活血，助活血药的化瘀止痛之功，如此血行既畅，经络自通，则疼痛可除。二诊因疼痛减轻去三七，加五加皮、杜仲，因五加皮性辛、苦，味微温，入肝、肾经，有祛风湿、补肝肾、强筋骨、活血脉的功效，常常和杜仲合用，对于肝肾不足之筋骨痿弱不利者有较好的缓解酸痛作用。

腰椎肥大性脊柱炎

熊某，男，55岁，住院号：97。

患者1970年12月起感到两上臂、两肩胛部酸痛，同时伴有两手4、5指麻木感，曾X线摄片，诊断为颈椎肥大。做过颈椎牵引4个月，但症状未见好转。1974年4月起，除上述症状外，发现两下肢无力，但两大腿酸痛感减退，走路时两足底不能踏平，犹如踏在海绵上的异常感觉，左右摇摆，步态不稳，上下楼困难，同时两手震颤，写字时间稍长后即感觉不能握笔，同年7月起住院治疗。1974年8月10日伤科会诊。检查：颈椎左右活动尚可，伸屈活动有明显限制，前屈时两手尺侧有麻木感。两手肌肉未见萎缩，握力佳。肩井、天宗、膏肓等穴有明显压痛，胸椎有后突。腰部活动受限制，直腿抬高试验双侧均在 65° 左右，腰骶试验有酸痛感。腰部两侧骶棘肌肉、肾俞穴及环跳穴有压痛。两大腿前侧知觉减退，跟膝反射活跃。四肢关节活动范围小，有涩滞感，行走时两下肢有牵拉感，左右摇摆。X 线摄片示：颈椎、胸椎、腰椎均有广泛肥大及增生。

诊断为颈椎及胸腰椎肥大性脊柱炎，证属经络气血循行不畅。

【治疗经过】初诊时由于患者肝功能不正常，未能做手法治疗，仅用中药胸脊腔洗方每天洗浴。自 9 月 16 日起，肝功能正常，开始在颈部、腰部用手法治疗。

当第一个疗程结束后，11 月 1 日检查时患者症状改善如下：行走时双下肢牵拉感和足踏海绵样异常感明显改善，并酸痛减轻，全身肌肉有明显轻松感，两肩臂疼痛消失，两手尺侧麻木减轻。在检查中发现，患者骶椎两侧及两腿内外侧肌肉有广泛散在的压痛点，于是又进行第二个疗程治疗，除颈椎手法外，着重腰腿部手法。

至 12 月 25 日与神经科共同检查情况如下：除双手无名指、小指尚有轻度麻木外，颈部、臂部已无任何症状；双下肢活动范围增大，大腿外侧仍有轻度压痛，其余压痛点已全部消失，直腿抬高试验正常；步态已稳健，上下楼行动灵便。至此结束治疗。

【随访】1 年后随访，患者一直在工作，未见反复。

【按语】如前所述，腰椎肥大和腰痛并不成正比。在腰痛患者中，排除了各种因素，而疼痛部位广泛，其集中部位又符合 X 线片所显示的肥大或增生改变的腰椎阶段，才能当作腰椎肥大性脊柱炎治疗。治疗本病，结合整体的辨证施治很重要，尤其是肥大性脊柱炎急性发作的病人，药物治疗更是重要。本病例经用中药胸脊腔洗方每天洗浴，症状已经改善，一般还可以中药内外同治，着重补肾，并佐以活血通络止痛药味。将药物头二汁内服，药渣捣烂，装在布袋内蒸热，局部热敷，有较好的疗效。

强直性脊柱炎

洪某，男，29 岁，初诊日期：1993 年 10 月。

患者诉 1 年前出现腰背疼痛，以后又感到颈部疼痛，转动不利，腰部活动有强直感，晨起症状明显。检查：腰部前屈 30°，后伸约 20°，左右侧屈 0°，左右旋转 45°。腰骶部叩击痛，骶髂关节活动轻度受限。舌质偏红，苔薄腻，脉数。X 线摄片：两骶髂关节模糊，颈、胸、腰椎韧带有骨化表现。血沉 97mm/h，HLA－B27（＋），类风湿因子、黏蛋白检查正常。诊断为强直性脊柱炎。疾病已进入中期阶段，拟整体辨证施治。

【治疗经过】内服益气健脾、活血祛风通络中药，外用胸脊腔洗方。

2 年后复诊，患者腰背、颈部疼痛明显减轻，但脊柱后伸与侧屈活动仍受限。气候变化时无不适反应，工作后仍有疲劳感。复查血沉 42mm/h。再拟益气活血、祛风化湿药内服外用中药胸脊腔洗方。

半年后复诊，血沉降至 27mm/h。腰背、颈部无疼痛，活动较前更感轻松，但睡眠较差，舌苔根部薄腻，脉偏细。服药 4 个月，症状消失而停药。

【随访】1 年后随访，病情稳定，未见反复。

【按语】强直性脊柱炎是一种病因不明、主要侵犯脊柱关节和髋关节的慢性进行性炎性疾患，好发于青年男性。其发病从骶髂关节开始，逐渐上行累及髋和脊柱，造成髋部、脊柱僵硬和强直畸形。中医治疗本病突出辨证施治的特点，具有较好的疗效，临床多有文献报道。

中医认为，本病多因风寒外邪侵袭，流注经脉，凝结骨节，气血受阻，或肝郁气血不足，寝卧湿地，复感外邪所致。故筋骨失养，邪痹经络为病机关键。前者腰脊僵痛，活动受限，腰骶叩痛，或遇寒痛增，得热痛减，多痛有定处，舌淡或黯，苔白腻，脉紧或滑；后者多腰背弯曲，脊柱后凸畸形，劳累后腰脊僵痛明显，或伴腰膝酸软，头晕目眩，舌淡，苔薄白，脉濡弱或细弱。临床病程较长者多表现为上述两者互相夹杂，虚实互错，病情缠绵。

为减缓病情发展，延缓后期脊柱畸形，早期即应配合导引锻炼。确诊为本病后，应即选用硬床，多仰卧，使用薄扁平枕头。中药熏蒸等外治方法治疗本病具有较好疗效。本案应用中药外洗方煎汤外洗，可促进腰脊部位皮下毛细血管扩张，改善局部血液循环，促进局部小关节韧带部位炎性致痛物质消散，并一定程度上改善关节活动。病程日久，邪伏深入，骨节不利，多用胸脊腔洗方以活血祛风，舒筋活络，通利关节。

腰椎滑脱症

高某，男，57 岁，首诊日期：1999 年 12 月 24 日。

患者右侧腰腿痛 5 月余。在外地曾诊断为"腰椎间盘突出症、腰椎滑脱症"，行针灸、骨盆牵引、局部封闭及腰部旋转手法治疗，症状加重，不能多立，行走时右腰腿酸痛、麻木。曾有高处坠落致腰部受伤史。检查：腰椎明显侧弯，前屈受限，活动度仅为 30°，后伸明显受限，活动度约为 50°，伴下肢麻木加重，左右侧屈约 10°，直腿抬高试验左侧 70°，右侧 30°。L3 ~ S1 右侧广泛压痛。X 线摄片示：L5 向前滑脱约为 I 度，伴双侧椎弓根崩裂。腰椎磁共振检查示：L5 – S1 椎间盘后突，硬膜囊受压。患者主诉时有耳鸣，近期记忆力减退。舌质偏红。

诊断为 L5 滑脱、L5 – S1 椎间盘突出症，辨证为肝肾偏虚，血瘀阻滞，经络不畅。治拟滋补肝肾，活血止痛。

【治疗经过】内服六味地黄汤加味。同时外用蒸敷方腰部热敷，每日2次，每次30～40分钟。配合督脉经手法（提拉法除外）加强活血通络之效，隔日治疗。

二诊（2000年1月6日）：患者腰痛减轻，活动改善。但诉近来口干，大便干燥，面部少量痤疮。舌质偏红，苔薄腻，脉偏数。

拟原方加减，酌加清热通便药。六味地黄汤加味共21帖，手法与蒸敷方外用照常。

三诊（2000年2月1日）：患者腰腿疼痛、麻木显著减轻，已能下地活动，但不能持续，胃纳、二便均正常。检查：双侧直腿抬高均在70°以上，足背加强试验（－），右侧臀部筋膜、腰椎及两侧均有压痛。

腰椎间盘突出症状已有缓解，适当调整手法，加用压髋、压膝手法，同时用按、摩、推手法疏通足太阳、足少阳经络。内服中药以活血通络、壮腰通腑。手法与蒸敷方外用照常。

四诊（2000年2月13日）：患者腰腿痛明显好转，能散步近2小时。但自感多走后下肢有麻木不适。夜寐尚可，大便正常。舌红转淡，苔薄黄，脉细带弦。治拟和血生新，强壮筋骨。

建议休息，继续用硬腰围固定，手法照常，外用药暂停。

五诊（2000年3月8日）：患者主诉多坐及多行（2～3小时以上）后右下肢有酸楚感，但休息后症状可消失。面部痤疮时有复发。血化验显示血糖略偏高。舌质偏红，苔薄腻。

予前方去千年健、自然铜，加玉米须15g，冬瓜皮9g，生米仁9g，加强渗湿消肿之力。嘱服用1个月，并停止手法治疗，继续腰围固定，腰椎X线摄片定期检查滑脱情况。

【随访】半年后复查，已恢复工作，劳累后腰痛。嘱随访观察。

【按语】腰椎滑脱可依滑脱椎体与下位椎体的相对位移程度分Ⅰ～Ⅳ度。临床多见退行性腰椎滑脱。本例患者为外伤引起的腰椎椎弓峡部骨裂，L5Ⅰ度滑脱伴腰椎间盘突出。经治疗，腰椎间盘压迫症状迅速缓解，而治疗滑脱则需较长时间。在内外用药基础上，配合手法导引及腰围固定，可防止滑脱进一步加重，并缓解症状。本病案应用手法治疗，为魏氏伤科治疗特色。一般认为，腰椎滑脱不宜手法，但魏氏伤科认为，对滑脱程度较轻，如Ⅰ度滑脱疼痛明显，背腰臀部肌肉僵硬压痛者，可采用手法。本案所用手法为魏氏伤科督脉经手法的改良：第一步，患者俯卧位，医者双手拇指自上而下点揉背、腰、臀、腿部足太阳、足少阳经穴位，重点点揉肾俞、大肠俞、环跳、承扶、殷门、委中、承山等穴位，使患者有酸胀或酸痛得气感，疏通经穴。第二步，重在弹拨和按揉腰背肌肉使之放松。第三步，手推脊柱两侧阳经循行路线以活血通络。第四步，患者仰卧屈曲，医者按压髋、膝以正骨理筋。

李国衡治疗腰椎滑脱，内治重在滋肾补骨、强筋活血、通络止痛，外治突出手法、蒸敷方外敷及配合导引，临床用之多有良效。

骨关节炎

刘桂花，女，初诊日期：2013 年 1 月 18 日。

患者双膝关节外侧疼痛 1 年，上下楼明显，右膝关节有外伤史。双膝轻度外翻畸形，双膝胫骨髁压痛，未见肿胀，关节活动正常。2012 年 3 月 X 片：双膝关节退变，右膝关节外侧间隙狭窄。

诊断为双膝关节骨关节病，证属瘀血阻络。治以舒筋通络，活血止痛。

【治疗经过】三七巴布膏外贴，痹通洗方加威灵仙12g，扦扦活15g，乳香12g，没药12g，7帖外洗。

复诊：双膝疼痛减轻明显，上下楼见利。继用上方治疗，嘱功能锻炼。

【按语】骨伤科的疾病有许多都是局部疾患，虽然从根本上来说和整体的气血阴阳脏腑盛衰有关，但是有时仅仅用局部治疗就能有效改善患者的症状，这也是中医伤科都注重外用药的原因。魏氏伤科有很多行之有效的外用药，有成药，也有经验方。本病例没有明显的脏腑气血失衡，只是局部的瘀血阻滞经络，单纯的外治就足够。

痹通洗方是魏氏伤科第三代传人李飞跃的经验方，主治肌肉关节酸痛、关节僵硬、屈伸不利之膝痛，股、髋退行性骨关节炎，软组织陈旧性损伤等疾病。

第六节　汤火伤

汤火伤即汤烫与火伤，一般称为"烫伤"或"灼伤"。祖国医学在这方面有着丰富的理论和临床治疗经验。在历代的文献上，有关汤火伤的记载很多，如《肘后方》《备急千金要方》《正体类要》《外科正宗》及《伤科补要》等书中，均阐述了有关烫伤的理论、辨证方法和有效治疗方药。魏氏伤科传统上也治疗汤火伤，但是现在汤火伤已经由专门烧伤科来治疗。兹附汤火伤一例，以简要展示魏氏伤科对汤火伤的辨证和治疗。

烫　伤

陈某，男，1岁，门诊号179018，住院号7956，初诊日期：1958年7月25日。

患者于1958年7月25日由于热水瓶打翻被开水烫伤，右胁、右臂、右大腿皮内烫伤，面积占全身 18%～20%，灼痛身热（肛温 40℃），影响睡眠，厌哺乳。现为伤后第 10 天，身热持续不退，啼哭不止，改由中医伤科进行治疗。患儿脉数身热，烦躁不安，灼痛，啼哭不止，伤面有溃烂现象，并有少量脓液，小便稀少。

【治疗经过】当日即用水火烫伤膏外敷，内服银花解毒息风汤。连用两天后，疼痛减轻，神态安宁，已能熟睡。但热度仍未退，继续用水火烫伤膏，内服原方加生地黄、白芍、当归、土茯苓、干公英。连服 5 剂，热度渐退，伤面渐见缩小，脓水渐见稀少，小便恢复正常。

于伤后 20 天出院，门诊治疗历 30 余天，伤口完全愈合。

【按语】魏氏伤科对汤火伤主要根据损伤的深浅及范围大小来分型，大致可分为以下几种类型：

（1）浅部表皮（俗名脑油皮）受伤：范围不很普遍，局部红痛，以后逐渐肉生液体，表皮浮起或起水泡。

（2）皮肉受伤：范围不广，皮肤随即起泡，局部溃烂，焮肿疼痛，口干、心烦、身热，肢端能活动。

（3）皮肉筋骨受伤：伤在深部，范围广泛，是汤火伤中最严重者。伤处呈现焦炭状，敲之有松脆声音，疼痛剧烈，神志昏迷，气粗，烦躁不安，舌干燥或带黑刺，脉数，身热。

上述第三种类型多属于严重的烫伤，须去有专门设备的医院治疗。第一与第二种类型的受伤范围并不十分广泛，魏氏伤科用中药内外同治。初期内治以清热解毒为主，后期以补养为主，且要根据不同体质，做不同的处理。

魏氏伤科治疗汤火伤外治用药大致方法如下：

（1）皮肤红痛，没有水泡及溃烂现象者，外敷水火烫伤膏。

（2）如有水泡，不宜过早穿破。因为内部肉芽尚嫩，早期穿破反而会增加疼痛，必须待泡胀大时再穿破，放出其中毒水。

（3）泡穿破或溃烂后，有毒水或脓液外溢者，须用祛毒消风洗方煎水，待温和时洗涤患处，将腐烂脓液等物洗净，然后再敷水火烫伤膏。

（4）伤口中如有部分腐肉不能脱落者，可在水火烫伤膏内加入百分之十的化腐生肌散，调匀敷在患处，促使腐肉脱落。

（5）伤口如无腐肉，一时难以收口，可在水火烫伤膏中加入10％的生肌散，敷在患处，加速生肌收口。

按照《伤科补要》所云："凡汤火伤人，均忌浸冷水中，以防火毒攻心。"烫伤的伤面应该保持清洁，注意防止感染，不可与生水接触，否则要引起危险。

第八章　魏氏伤科外治中药现代研究

第一节　断骨膏（衡通贴膏）

一、断骨膏（衡通贴膏）药效学实验

断骨膏的现代制剂衡通贴膏为Ⅲ类专业新药，临床上外用，对骨折断端有促进骨折愈合及消肿散瘀的作用。为了研究其药效，魏氏伤科特委托上海医药工业研究院药理室对其进行了药效学实验。

1. 衡通贴膏对家兔桡骨骨折愈合过程的促进作用

实验分组为对照组、断骨膏流浸膏组、断骨膏巴布剂（衡通贴膏）组。观察点为骨折后 7 天、14 天、20 天、25 天、30 天。观察项目为钼靶片、生物力学测定、组织细胞学。

结果显示，断骨膏的流浸膏及巴布剂对家兔桡骨骨折的愈合过程有较明显的促进作用，可促进成骨细胞等细胞的增生，促进软骨痂及硬骨痂的形成，增强骨折后愈合期的骨应力强度。

2. 衡通贴膏对重力敲击所致大鼠足跖外伤性肿胀的消退过程的促进作用

本实验结果显示，衡通贴膏的三个剂量组对重力敲击所致大鼠足跖肿胀均有明显的消肿作用。此作用在肿胀后的 5 小时之内最明显，其效果与天和骨通贴膏相似。

另外，衡通贴膏对小鼠辐射热所致疼痛有明显的镇痛作用，

并呈现剂量依赖性，中、高剂量效果优于扶他林。

鉴于衡通贴膏高剂量的黏性过高，建议采用中剂量的衡通贴膏为宜。

二、衡通贴膏皮肤刺激和过敏试验

为了研究衡通贴膏的安全性，由上海医药工业研究院药理研究室进行了衡通贴膏皮肤刺激和过敏试验。

1. 皮肤刺激实验

试验动物为豚鼠（雌雄各半），试验样品为衡通贴膏（1.25g，浸膏/片），对照样品为空白贴膏。

将试验动物分为两组，每组6只豚鼠，雌雄各半。第一组为完整皮肤组，第二组为破损皮肤组。

于给药前24小时将动物背部脊柱两侧毛脱去，脱毛面积约 $40cm^2$（每侧约 $4cm \times 5cm$）。用针头在第二组动物的脱毛区划出#形擦伤（仅刺伤皮肤，不伤及真皮，有轻度渗血）。将空白贴膏及衡通贴膏剪成 $4cm \times 5cm$ 大小，分别贴于每只豚鼠的左右两侧脱毛区，并用胶布固定。每只动物分笼饲养，每3天换药一次，连续9天。

每次换药时均观察用药部位有无红斑和水肿等情况，停止用药后继续观察7天，记录并进行评分。同时观察涂抹部位是否有色素沉着、出血点、皮肤粗糙或皮肤菲薄等情况。皮肤刺激反应评分标准见表8-1，皮肤刺激性强度评价标准见表8-2。

表8-1　皮肤刺激性反应评分标准

刺激反应情况	分值
红斑：无红斑	0
勉强可见	1

续表

刺激反应情况	分值
明显可见	2
中度到严重红斑	3
紫红色红斑并有焦痂形成	4
水肿：无水肿	0
勉强可见	1
可见（边缘高出周围皮肤）	2
皮肤隆起约 1mm，轮廓清晰	3
水肿隆起 1mm 以上且范围扩大	4
最高总分值	8

表 8 - 2　皮肤刺激性强度评价标准

平均分值	评价
0 ~ 0.49	无刺激性
0.5 ~ 2.99	轻度刺激性
3.0 ~ 5.99	中度刺激性
6.0 ~ 8.0	强刺激性

结果显示，在豚鼠的完整皮肤和破损皮肤连续贴衡通贴膏 9 天后，在一周的观察期内，所有雌性和雄性豚鼠的局部用药部位均无红斑和水肿等现象出现，也无色素沉着、皮肤粗糙或皮肤菲薄等情况发生。故得出结论，衡通贴膏外用对豚鼠皮肤不产生明显局部刺激。

2. 皮肤过敏试验

试验动物为豚鼠 30 只（雌雄各半），试验样品为衡通贴膏（1.25g，浸膏/片），空白对照样品为空白贴膏，阳性对照样品为

2，4－二硝基氯代苯。按随机数字法将雌雄豚鼠各分为3组，每组10只，雌雄各半，分别为试验组、空白对照组、阳性对照组。

试验分两个部分，致敏接触和激发接触。

致敏接触：给受试物前24小时将豚鼠背部脊柱两侧毛脱掉，范围为每侧3cm×3cm。将衡通贴膏和空白贴膏剪成3cm×3cm大小，分别用胶布固定在前两组动物的左侧脱毛区，每只动物分笼饲养，6小时后除去受试物，即刻观察。第7天和第14天用同样方法重复一次，共计3次。每次致敏之前，豚鼠双侧背部均需再次脱毛。阳性对照组则取1%的2，4－二硝基氯代苯0.1mL涂在第3组动物左侧脱毛区，并用一层油纸及两层纱布覆盖，再以无刺激胶布封闭、固定，6小时后除去受试物。第7天和第14天以同样方法重复一次，共计3次。

激发接触：于末次给衡通贴膏致敏后14天，将衡通贴膏固定于试验组豚鼠右侧脱毛区，6小时后除去，即刻观察，然后于24、48、72小时再次观察皮肤过敏反应情况。空白对照组、阳性对照组与衡通贴膏组方法相同。

结果显示，致敏接触试验中，给受试物6小时后，阳性对照组皮肤明显发红，形成中至重度红斑，无水肿，至第4天后，红斑有所减轻；衡通贴膏组动物皮肤颜色正常，无红斑形成，第7天和第14天致敏接触反应与第1次结果相同。

激发接触试验中给受试物6小时后，阳性对照组豚鼠双侧背部皮肤均明显发红，有红斑形成，至72小时红斑略有减轻，其皮肤反应的程度按表8-1判断分值，衡通贴膏组在观察的72小时双侧背部皮肤均未出现发红反应，也无红斑及水肿形成。反应平均值＝（红斑形成总分＋水肿形成总分）/合计动物数，激发接触试验结果如下（表8-3）。

表 8 - 3　激发接触试验结果

观察时间	反应平均值	
	2.4 - 二硝基氯代苯	衡通贴膏
6 小时	2.6	0
24 小时	2.6	0
48 小时	1.9	0
72 小时	1.3	0

故得出结论，衡通贴膏在豚鼠皮肤过敏试验中，没有引起豚鼠皮肤过敏反应的作用。

三、断骨膏对动物骨质疏松性骨折愈合早期骨痂形成的影响

骨质疏松性骨折是一种随增龄而骨量减少、骨显微结构异常、骨脆性增加，仅因轻度暴力或非创伤因素导致的骨折，又称脆性骨折。统计资料显示，轻微的损伤造成的骨折在老年人群中占有很大比率，超过 50 岁的女性有 40% 会因骨质疏松而至少发生一次骨折。骨质疏松性骨折严重威胁老年人身心健康，降低其生存期生活质量。我国是世界上老年人口最多的国家，无论从保障老年人身体健康考虑，还是从减轻家庭、社会经济负担考虑，骨质疏松性骨折都应引起高度重视。

研究骨质疏松性骨折最常用的实验对象是切除卵巢的雌性动物。断骨膏是魏氏伤科祖传治疗骨折的外用药，临床应用多年，有很好的疗效。本研究观察断骨膏对大鼠骨质疏松性骨折愈合早期骨痂形成的影响，旨在揭示外用中药促进骨质疏松性骨折愈合的具体机制。

1. 实验材料

70 只 SPF 级 3 月龄 SD 雌大鼠由上海动物试验中心提供，体

重为（364±32）g，饲养于上海交通大学医学院动物房，完全清洁级环境下进食消毒颗粒饲料，饮消毒水。苏木素伊红（HE）染色试剂盒购自中国碧云天公司。Micro - CT 为美国 GE 公司产品 Locus SP 型，X 线摄片机为日本岛津公司新产品 UD - 150B - 1 型，显微镜为日本 Olympus AH - 2 型。断骨膏及空白对照膏药由上海卫生材料厂代加工。克氏针（直径 1mm）购于上海医用缝合针厂。

2. 实验方法

（1）骨质疏松模型及骨折模型建立：在无菌条件下从 45 只大鼠背部进入腹腔，完整摘除双侧卵巢，仔细止血，逐层缝合。另 25 只正常对照组大鼠只进行伪手术，不切除双侧卵巢。术后 3 个月分别随机取去卵巢组和正常对照组大鼠各 5 只，取左侧胫骨行 Micro - CT 检测，证实去卵巢大鼠骨量明显减少后，将去卵巢组其余大鼠随机分为骨质疏松空白组和骨质疏松断骨膏组，每组 20 只。正常对照组剩余大鼠则为正常空白对照组。

骨折模型建立方法参照文献，具体如下：采用 2% 的戊巴比妥钠（40mg/kg）进行腹腔注射麻醉后，于左胫骨前弓状缘上 0.3cm 上 1/3 处咬断胫骨，从胫骨平台前缘插入一根克氏针，制成胫骨骨折模型。术后常规透视了解内固定位置。术中严格无菌操作，术后大鼠放于笼中自由活动及饲养。

（2）药物干预及标本采集与处理：骨质疏松断骨膏组在术后 1 天开始外用断骨膏，直至标本取材，正常空白对照组和骨质疏松空白组外用空白对照膏药。分别于术后第 1、2、3、4 周注射过量麻醉剂处死各组大鼠进行检测。

（3）骨折愈合的 X 线观察：取骨折后第 1、2、3、4 周大鼠左侧胫骨标本，于 X 线摄片机下观察骨痂组织形成和骨折愈合进程。

（4）组织形态学检测骨痂的形成情况：取骨折后第 1、2、3、

4 周的大鼠左胫骨骨折组织标本，每组各 4 个，制备连续石蜡切片，利用苏木素伊红（HE）染色试剂盒进行染色，封片后置于显微镜下进行观察。

（5）Micro－CT 测定：骨折后第 1、2、3、4 周取左胫骨骨标本，每组 4 例，以 10% 中性甲醛固定 48 小时，拔出内固定钢针，将样本置于 Micro－CT 系统的检测试管内，沿标本的长轴方向扫描，获取连续的 Micro－CT 图像，平面图像分辨率 2048 × 1024，像素点尺寸 $20\mu m \times 20\mu m$，层间距 $20\mu m$。扫描完成后，在主机上手动圈出兴趣区域（range of interest，ROI），CT 值高于 1000 定为骨组织，应用 MicroView 2.2 图像分析软件以 2 × 2 × 2 方式重建，行扫描图像的二维及三维重建，对骨痂做整体及分区的相关形态计量分析。

（6）统计分析：所有数值以"平均值 ± 标准差"的形式表示，数据采用 SPSS 13.0 软件包进行组间方差检验，$P < 0.05$ 时差别有统计学意义，$P > 0.05$ 时差别无统计学意义。

3. 结果

（1）造模情况：术后 3 个月，Micro－CT 结果显示，切除卵巢组大鼠骨小梁数目减少，间距增加（见图 8－1），切除卵巢组和正常假手术组的骨密度分别为 （398.2 ± 38.1） mg/mm^3 和 （508.4 ± 61.2） mg/mm^3，两组差异有统计学意义（$P < 0.05$），说明切除卵巢造成大鼠的胫骨发生非常明显的骨量丢失。

在骨折模型制作过程中，1 只大鼠发生麻醉意外而死亡，1 只大鼠术中骨质劈裂导致内固定失败，其余大鼠均完全存活，并无感染发生。

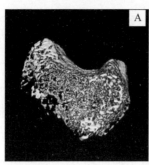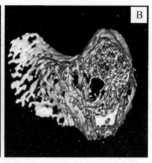

A：正常对照组；B：切除卵巢组

图 8 - 1　Micro - CT 观察去卵巢后大鼠胫骨骨量丢失

（2）骨折愈合的 X 线观察：骨质疏松性骨折实验模型建立后，正常空白对照组在 2 周时骨折处可见梭形外骨痂包绕，骨折线清晰可见，但 4 周时外骨痂密度影增高，骨折线已模糊。骨质疏松对照组在 4 周时骨折线仍较清晰，骨质疏松断骨膏组的骨折线在 4 周时接近正常空白对照组（图 8 - 2）。

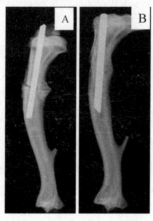

A：骨质疏松对照组；B：骨质疏松断骨膏组

图 8 - 2　骨折后 4 周 X 线观察情况

（3）骨折愈合的组织学观察：骨折后第1周，骨折处主要为纤维骨痂，三组未见明显区别。骨折后2~3周，软骨骨痂开始取代纤维性骨痂，骨质疏松对照组组软骨骨痂较多，而骨质疏松断骨膏组与正常组空白对照接近。在骨折后4周，软骨痂周边部不断被原始小梁状骨取代，表面破骨细胞出现，使原始骨小梁不断改建成为成熟骨小梁。骨质疏松对照组组软骨痂向骨小梁转化相对于正常空白对照组延迟，而骨质疏松断骨膏组接近正常空白对照组（图8-3）。

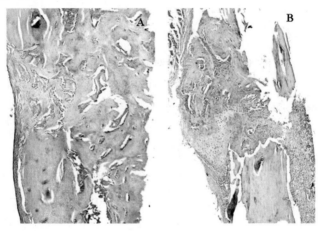

A：骨质疏松断骨膏组；B：骨质疏松对照组

图8-3　骨折后4周骨痂形成情况　HE×20

（4）Micro-CT检测骨痂形成：在骨折1周内，骨折处只有纤维骨痂形成，因此Micro-CT检测结果显示骨痂不明显，从第2周开始，Micro-CT可检测到骨痂。与正常空白对照相比较，在2~4周，骨质疏松对照组的骨痂体积较大，但骨痂的密度在第4周却低于正常空白对照组。而断骨膏组的骨痂体积接近正常组，在3周后，骨痂密度则明显高于空白对照组。（图8-4、

图 8 - 5）

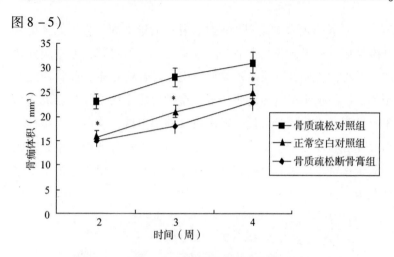

图 8 - 4　Micro - CT 检测骨痂生成体积（n = 4）

＊与正常空白对照组比较，P < 0.05。

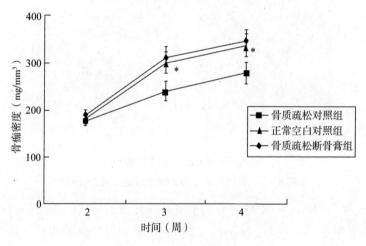

图 8 - 5　Micro - CT 检测骨痂密度（n = 4）

＊与正常空白对照组比较，P < 0.05。

4. 讨论

　　骨折愈合是一个复杂的生物修复过程，涉及一系列组织、细胞及细胞外基质成分和细胞因子的参加。它从组织学上可概括为血肿和炎症期、初始骨痂反应期、软骨形成期和骨形成改建期等四个阶段。虽然还没有临床试验直接证实骨质疏松性骨折存在愈合障碍，但其内固定失败率明显高于一般的创伤性骨折，这间接反映骨质疏松性骨折的愈合过程受到了影响。本研究发现，在骨折早期，骨质疏松性骨折的骨痂体积较正常组体积大，但密度较小，这与其他一些研究小组的结果相似。郝永强等报道：实验性骨质疏松性骨折愈合过程中，软骨性骨痂生成量多，但向骨性骨痂演变过程延缓；而在编织骨向成熟骨改建过程中，小梁状骨表面成骨细胞数量减少，成骨能力降低。

　　研究骨质疏松性骨折最常用的实验对象是切除卵巢的雌性动物（大鼠、小鼠、羊及猴等）。因雌激素具有保护骨量的作用，去卵巢后骨转化失衡是骨质疏松症发生的关键原因，这种平衡的破坏是由破骨细胞引发的溶骨活性增加，超过成骨功能所引起。越来越多的临床及分子骨免疫学研究提示，骨质疏松症与炎症关系密切。炎症反应对于保证骨愈合过程取得圆满结局也颇为重要。雌激素是炎症的重要调节因子，雌激素缺乏影响参与炎症过程反应的免疫细胞的功能，导致骨量丢失，造成骨质疏松症的发生。雌激素缺乏也会导致炎症反应延长，抑制成骨功能，使得骨折处形成增生的不成熟骨痂，从而延缓骨折愈合。

　　内服和外用药物是中医治疗骨折的两个重要方法，两者都以"跌打损伤，皆瘀血在内而不散也，血不活则瘀不能去，瘀不去则折不能续"和"瘀去、新生、骨合"作为理论指导。中医治疗骨折分为初、中、后三期，初期以活血化瘀、消肿止痛为主，中期以接骨续筋为主，后期以补肝肾、养气血及壮筋骨为主。断骨膏的18味中药中，续断、自然铜、土鳖虫为接骨三宝，参三七、乳香、没药、飞肉桂等具有活血化瘀、消肿止痛之功效，大黄、茜草、积雪草、蒲公英等具有清热消肿抗炎之功效。前期采用正交法，根据药物的特性，将断骨膏中的 18 味中药在不同条件下经过水提、乙醇回流、醇渗滤等 6 道制备工艺提取浸膏，制成水溶性巴布剂，弥补了传统剂型的不足，适于规模化生产和推广应用，对中医的现代化有重要意义。一项以平均年龄为 53.9 岁女性为主要观察对象的临床研究的结果表明，断骨膏在骨折的早期起到良好的治疗作用，提示断骨膏对 I 型骨质疏松（绝经后骨质疏松）性骨折愈合有促进作用。本研究的结果证实，断骨膏能够影响骨质疏松性骨折早期的骨痂形成，减少早期骨痂的过量形成，提高骨痂的密度，这可能是断骨膏发挥临床功效的机制之一。

断骨膏是否是通过缩短炎症反应，从而促进骨质疏松性骨折的愈合值得进一步研究。用现代生物医学方法揭示外用剂断骨膏对骨质疏松性骨折的影响及作用机制将有利于其临床推广应用，也为中医现代化提供理论基础。

四、断骨膏剂型优化对兔桡骨骨折愈合弯曲载荷的影响

断骨膏是魏氏伤科祖传治疗骨折的外用药，多年临床应用，有很好的疗效。使用时需将断骨丹 18 味中药按处方剂量研粉，再按比例与水和饴糖调和（以下称为传统剂型），涂在纸上敷于患处，使用不方便，又难以保存，不适于大规模生产和广泛应用。

巴布剂是一种用亲水性凝胶基质制成的新型贴膏，与药物相溶性好。制成贴膏后具有良好的止痛消肿作用，与常用的橡胶型贴剂相比，皮肤过敏率可大大降低，且无毒性。

现将断骨丹中 18 味中药提取浸膏，提取方法为根据药物的水溶性、脂溶性、挥发性分别采用水溶、乙醇、蒸发提取药物，浓缩成浸膏，制成巴布剂贴膏（以下称普通剂型）。再按照优化

制备工艺提取浸膏，制成巴布剂贴膏（以下称为优化剂型）。

外用中药促进骨折愈合的机制十分复杂，目前认为是多种机制的作用。而工艺优化的好坏不仅是由提取物的多少，或是某种贴膏的剂型所决定，最终需经促进骨折愈合的作用来检验。骨折愈合的最好检测标准是定量测定骨的强度。本次采用三点弯曲载荷来测定 3 种不同剂型治疗的骨折后兔桡骨的强度。

1. 实验材料

（1）药物：参三七、大黄、川续断、土鳖虫、自然铜、落得打、乳香炭、没药炭、五加皮等 18 味中药制成传统剂型、普通剂型、优化剂型。

（2）实验动物：选健康雄性新西兰大白兔 72 只，体重（2500 ± 250）g，月龄 6 个月 ± 2 周。购后适应性饲养 1 周。

2. 实验方法

随机取 8 只作为正常组。其余 64 只麻醉后消毒右前肢，手术锯断桡骨中段截面的 1/2，然后折断造成骨折模型，缝合创口后包扎。予庆大霉素 0.5mL/d，连续肌注 3d，防止感染。将丽珠牌高分子网状石膏经热水浸泡柔软后，塑型于患肢外，并保护外用膏药不被兔咬去。第 2 天开始用药，以后每 3 天换一次药。64 只兔分为空白组、传统剂型组、普通剂型组和优化剂型组等 4 组，每组各 16 只。每组再分为两组，各 8 只，分别于 2 周和 4 周处死。动物处死后取出桡骨，注意不破坏骨膜，标本用生理盐水湿纱布包裹，放入冰箱保存，待做力学测试。

用岛津万能测试仪（AG－20KIVA）进行兔桡骨三点弯曲最大负载力学测定。以骨折处为中心，跨距为 4cm，测出每根兔桡骨弯曲载荷。

采用 SAS（WindowsV6. 12）System 的数学统计软件进行数据分析。

3. 结果

造模后 2 周、4 周，各试验组与正常组的弯曲载荷均有明显差异。

2 周时，优化剂型组、普通剂型组、传统剂型组的弯曲载荷无明显差异，而优化剂型组与空白组有明显差异；普通剂型组、传统剂型组、空白组 3 组间的弯曲载荷无明显差异。

4 周时，比较各组兔桡骨的三点弯曲载荷，优化剂型组与普通剂型组无明显差异，优化剂型组与传统剂型组、空白组有明显差异，而普通剂型组、传统剂型组、空白组 3 组间无明显差异。

具体结果见表 8-4～表 8-7。

表 8-4　2 周时各组和正常组之间三点弯曲载荷均值比较（n=8，$\bar{x} \pm s$）

组别	三点弯曲载荷（N）
正常组	88.44 ± 18.35*
优化剂型组	19.74 ± 11.56*
普通剂型组	12.84 ± 7.47
传统剂型组	11.53 ± 7.30
空白组	38.53 ± 2.53

*与空白组比较，$P < 0.05$。

表 8-5　4 周时各组和正常组之间三点弯曲载荷均值比较（n=8，$\bar{x} \pm s$）

组别	三点弯曲载荷（N）
正常组	88.44 ± 18.35Δ*
优化剂型组	56.41 ± 26.71Δ*
普通剂型组	42.36 ± 22.94
传统剂型组	32.73 ± 13.96
空白组	24.96 ± 15.01

*与空白组比较，$P < 0.05$。

Δ 与传统剂型组比较，$P < 0.05$。

表 8 - 6　2 周时骨折各组三点弯曲载荷最小值比较

组别	三点弯曲载荷最小值（N）
正常组	79.84
优化剂型组	6.09
普通剂型组	5.04
传统剂型组	5.92
空白组	6.03

表 8 - 7　4 周时骨折各组最小值比较

组别	三点弯曲载荷最小值（N）
正常组	79.84
优化剂型组	7.04
普通剂型组	10.44
传统剂型组	9.44
空白组	7.36

4. 讨论

3 个用药组之间仅剂型优化组与空白组有明显差异，而且剂型优化组 2 周时的弯曲载荷达到 19.74N，已经接近空白组 4 周时的 24.96N，这说明断骨膏工艺优化是合理有效的，能促进骨折愈合。巴布剂型中，优化剂型组与普通剂型组的弯曲载荷无论在 2 周还是 4 周时均大于传统剂型组，说明巴布剂新剂型不影响疗效。从正常兔桡骨三点弯曲载荷来看，其个体差异很大，最小为 79.84N，最大为 130.72N，标准差为 18.35，为了克服其个体差异，应用骨折一侧桡骨三点弯曲载荷值除以健侧三点弯曲载荷值，将得到的百分比进行统计，以减少因个体差异带来的误差。骨折造模用药 3 组中，不论 2 周还是 4 周，三点弯曲载荷最低值与空白组的最低值基本相同，说明中药外用对个别兔的骨折是无效的。同样，用药 3 组在 4 周时的三点弯曲载荷最低值不足空白组均值（24.96N）的1/2，说明各用药组中同样存在骨折延迟愈合的现象。

总之，断骨膏优化剂型组与空白组有显著差异，比传统剂型有更好的疗效，而且使用方便，可规模生产，是一种值得推广的治疗骨折的外用药新剂型。

第二节　消肿散

消肿散改良方（巴布膏剂型）由魏氏伤科第二代传人李国衡教授根据魏氏伤科祖传秘方"三圣散"，并结合数十年自身丰富临床经验筛选而成。三圣散组成为芙蓉叶、赤小豆、麦硝粉，消肿散则由积雪草、芙蓉叶、赤小豆等组成，功效清热消肿，行血止痛，主治四肢及脊椎气血凝滞、僵硬疼痛或跌仆受损、软组织损伤之肿胀疼痛或红肿灼痛等。全方药物组成虽少，但效宏力专，已在瑞金医院伤科有40年临床应用历史。

巴布剂贴膏是近几年来随着高分子材料发展而产生的新型贴膏，由于其为亲水性凝胶基质贴膏，具有无刺激、过敏少、透气性好、载药量大、黏性温和、质地柔软、能反复粘贴的特点。同时本剂型又用水做溶剂，生产安全可靠，环境污染极少，是中药贴膏的合适剂型。且从临床应用角度看，病人对应用方便、有效、易于携带、不易过敏的外用贴膏极为欢迎，临床具有很大需求。因此，开发巴布剂新型贴膏具有良好前景。

药效学研究表明，消肿散改良方具有抗炎作用，有抑制由二甲苯所致的小鼠耳郭肿胀的作用，具有抑制角叉菜胶所致大鼠足跖肿胀的作用，有镇痛作用而能抑制醋酸所致的小鼠扭体反应，具有治疗大鼠皮肤创伤性瘀斑的作用，具有治疗大鼠软组织损伤的作用。

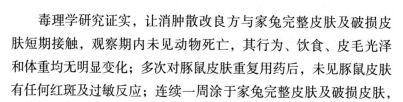

毒理学研究证实，让消肿散改良方与家兔完整皮肤及破损皮肤短期接触，观察期内未见动物死亡，其行为、饮食、皮毛光泽和体重均无明显变化；多次对豚鼠皮肤重复用药后，未见豚鼠皮肤有任何红斑及过敏反应；连续一周涂于家兔完整皮肤及破损皮肤，无明显刺激反应，皮肤刺激强度评价显示该样品对家兔无刺激性。

一、三圣散外敷为主治疗膝关节创伤性滑膜炎 93 例

滑膜炎是一种涉及多关节的常见疾病，属中医"痹证"范畴。膝关节是人体滑膜最多、关节面最大和结构最复杂的关节，由于膝关节滑膜广泛且位于肢体较表浅部位，故易遭受各种类型的损伤和感染，滑膜炎的发生率较高。笔者自 1998 年至 2006 年间，采用中西医结合方法治疗该病 93 例，取得了较好的疗效。

1. 临床资料

全部病例为 93 例。男 78 例，女 15 例；年龄最大 62 岁，最小 16 岁，平均 38.2 岁；病程最短 1 小时，最长 18 个月，平均 42.1 天；左膝关节发病 28 例，右膝关节发病 57 例，双膝关节发病 8 例；急性创伤 82 例，慢性劳损 11 例。所有病例均符合《中医病症诊断疗效标准》。急性创伤者需排除膝关节骨折、韧带及半月板损伤，慢性劳损者需排除化脓性关节炎。

2. 治疗方法

首先将患关节制动，患肢膝关节屈曲 15°位，下肢用长腿石膏托外固定。急性创伤固定 2 周，慢性劳损固定 4 ~ 6 周。急性期或石膏固定期间进行股四头肌锻炼，去除石膏托固定后进行膝关节主动功能锻炼，切忌强力被动活动，以免造成膝关节再次出血，滑膜炎反复发作。

外敷方三圣散：芙蓉叶 500g，赤小豆 250g，麦硝粉 100g，共研细末，鸡蛋清或冷开水调成糊状，外敷于患关节周围，每日或

隔日 1 次。

内服方滑膜炎汤：黄芪 20g，女贞子、夏枯草、丹参、薏苡仁、金银花各 15g，当归、土茯苓、防己、泽兰、豨莶草、柴胡、蒲公英各 10g，黄芩 8g，甘草 3g。水煎内服，每日 1 剂，每次 250mL，分早晚服用。急性创伤性出血多者，去丹参，加生地 10g，三七末 3g；疼痛甚者，加乳香、没药各 10g；慢性肿胀甚、日久不消者，加猪苓、五加皮各 10g；屈伸活动受限者，加伸筋草、牛膝各 10g；病程较长为慢性者，去黄芩、金银花、蒲公英，加骨碎补、杜仲各 10g。

关节积液较多、张力大时，可进行关节穿刺。将积液（积血）完全抽净，再用生理盐水反复冲洗关节腔，抽净关节腔内液体，然后向关节腔内注射 2% 利多卡因 2mL 加醋酸泼尼松龙 25mg。将穿刺针眼消毒包扎后，关节腔周围外敷三圣散加压包扎，隔日换药 1 次。关节液抽取、关节腔冲洗 1 ~ 2 次即可。

3. 疗效标准

（1）痊愈：膝关节滑膜积液完全吸收，膝关节肿胀完全消退，浮髌试验阴性，膝关节功能活动正常，膝部压痛消失。

（2）好转：膝关节滑膜积液基本吸收，膝关节肿胀基本消退，浮髌试验阴性，膝关节功能活动正常，但膝关节活动过度时仍有肿胀。

（3）无效：肿胀、疼痛、功能活动、体征均无改善。

4. 治疗结果

所有病例均经 3 ~ 6 个月随访，治愈 83 例，好转 7 例，无效 3 例，总有效率 96.8%。

5. 典型病例

刘某，男，46 岁，2003 年 9 月 22 日下午就诊。

患者 2 小时前打篮球时，不慎扭伤右膝关节，逐渐肿胀，疼痛，活动受限。检查：右膝关节明显肿胀，压痛广泛，痛点不固定，关节活动明显受限，浮髌试验（＋），抽屉试验（－）。舌淡苔薄白，脉弦紧。X 片示右膝关节骨质结构无异常。

诊断为右膝关节创伤性滑膜炎。治疗以活血化瘀，舒筋活络。

在常规消毒下无菌操作，于髌骨外上缘行关节穿刺，抽出血性积液 50mL，用生理盐水 250mL 冲洗关节腔，抽尽关节内液体后注入 2% 利多卡因 2mL 加醋酸泼尼松龙 25mg。消毒辅料包扎伤口，加压包扎，右下肢用长腿石膏托固定。隔日换药时外敷中药，隔日换药 1 次。内服中药汤剂，每日 1 剂。石膏托外固定期间行股四头肌锻炼。2 周后拆除石膏托，行右膝关节主动功能锻炼。

半年后随访，右膝关节功能活动正常。

6. 讨论

现代医学将创伤性滑膜炎分为急性和慢性两种。急性者，膝关节受伤后滑膜即损伤出血、水肿，呈创伤性炎症反应。大量炎性因子进入关节腔，同时滑膜分泌功能亢进，大量黏液滞留关节腔内，关节迅速肿胀，逐渐加重，膝关节周围肌肉呈保护性痉挛，伸屈受限，浮髌试验阳性，关节内可抽出积血。慢性者是因急性创伤性治疗不彻底或膝关节多次反复轻微创伤劳损积累，滑膜充血、肿胀、肥厚或机化粘连，滑膜吸收功能障碍，滑膜渗出大于吸收，形成关节内积液，可为深黄色黏稠絮状物。关节经常肿胀、酸痛、活动受限，肥厚的滑膜触之有摩擦音，关节有轻压痛。病程长者有关节韧带松弛、关节软骨软化。

急性创伤采用早期关节腔冲洗，可冲出炎性因子，减少其对末梢神经和滑膜的刺激。关节腔内注入利多卡因和醋酸泼尼松龙可对滑膜内末梢神经浸润麻醉，还能抗炎、抗渗出，加快滑膜功能恢复。

本病属于中医"痹证"范畴。病因为外力作用于膝关节，损伤局部筋脉，气滞血瘀，经脉痹阻；或损伤日久，劳损积累，气血痰湿阻滞，经脉痹阻。治宜活血化瘀，除湿消肿，伸筋通络。内服方中当归、丹参、泽兰活血化瘀；柴胡、夏枯草疏肝理气止痛；黄芩、蒲公英、金银花祛瘀热；薏苡仁、土茯苓、防己、豨莶草祛风除湿，利水消肿；黄芪、女贞子扶元固表，健脾益肾，防止血液滑液继续外渗。

现代医学治疗滑膜炎多采用关节制动，关节腔穿刺抽出积液、关节腔冲洗，注入地塞米松、醋酸泼尼松龙、庆大霉素，加压包扎等方法进行治疗。长期过度频繁穿刺、抽吸关节积液、冲洗关节腔、关节腔内注射药物均可加重滑膜损伤，且甾体类、皮质激素药物虽具有较强的抗炎、抗渗出作用，连续多次使用却能造成关节软骨肌腱和韧带的损害，不利于滑膜功能的恢复，轻者可延长病程，重者可使病情缠绵难愈。采用中西医结合疗法，关节制动，外用、内服中药治疗后，可使关节腔内渗出在短期内明显减少，关节穿刺注射药物次数明显减少，加快滑膜功能恢复，避免和减少关节内感染等严重并发症，减少医源性皮质激素关节病（如关节内软骨和半月板的破坏等），避免关节永久性损害，副作用较少。

二、复方芙蓉叶巴布膏治疗急性踝关节软组织损伤的临床研究

急性踝关节软组织损伤是骨伤科常见疾病之一，可发生于任何年龄，尤以青壮年多发。据统计，青壮年多发的原因是由于行走或快步跑时踏在不平的路面上或上下楼梯、下坡时不慎跌倒，使踝关节突然内翻跖屈或外翻背伸。

传统的中药经皮给药制剂种类繁多，历史悠久。在继承了传统经皮剂型的基础上，运用现代先进的制药技术和高分子药用材料等药用新辅料研制开发出的巴布剂具有与皮肤的亲和性强、透

气性及耐汗性好、可反复贴附且不易过敏等优点，相比橡皮膏、黑膏药等传统经皮剂型更能使皮肤角质层细胞水化膨胀，更有利于药物的透皮吸收，更有利患者功能的早日恢复。我们根据魏氏伤科"消肿散"制作成复方芙蓉叶巴布膏应用于临床，治疗急性踝关节扭伤，进行临床疗效的观察。

1. 临床资料

（1）一般资料：72 例患者均为 2010 年 8 月至 2011 年 4 月在上海交通大学医学院附属瑞金医院伤科门急诊诊断符合急性踝关节软组织损伤者，按照按完全数字随机表法随机分为两组。治疗组 36 例，其中男 20 例，女 16 例，年龄为 18 至 62 岁，平均年龄为（42.5 ± 11.6）岁，平均病程为（2.5 ± 0.6）天；对照组 36 例，其中男 18 例，女 18 例，年龄为 18 至 65 岁，平均年龄（43.7 ± 9.9）岁，平均病程为（2.4 ± 0.4）天。两组患者基线一致，差异无统计学意义（P > 0.05），具有可比性。

（2）诊断标准：西医诊断标准参考《中药新药临床研究指导原则》（第 3 辑）有关急性软组织挫伤和关节扭伤的诊断标准。有明显的外伤史或关节扭伤史，局部疼痛、肿胀、瘀斑或皮下血肿，压痛，肢体功能或关节功能障碍，X 线检查无骨折、脱位及骨骼系统疾病等。

中医辨证标准为损伤早期即见疼痛肿胀，痛有定处，或有青紫、瘀斑及血肿，关节活动受限，舌质紫黯或有瘀斑，脉弦涩，主要为气滞血瘀证者。

（3）纳入标准：符合急性踝关节软组织损伤的中西医诊断标准，损伤时间小于 3 天者。

（4）排除标准：年龄在 18 岁以下或 65 岁以上，妊娠或哺乳期妇女，过敏体质，骨折或肌肉、肌腱、韧带等软组织完全断裂，合并有心脑血管、肝肾及造血系统、神经系统等的严重原发性疾病及精神病患者。

（5）剔除标准：未按规定用药，无法判断疗效，或资料不全等影响疗效或安全性判断。

2. 治疗方法

治疗组在踝关节损伤部位敷贴 8cm×12cm 大小的复方芙蓉叶巴布膏 1~2 张；对照组在踝关节损伤部位同样敷贴 8cm×12cm 大小的复方紫荆消伤巴布膏 1~2 张。根据病人损伤的具体情况，外用绷带包扎固定或加用支具行关节外固定，每天换药一次。治疗周期为 7 天，观察周期为 10 天。

患者分别于治疗后的第 1、3、7、10 天在骨伤科门诊随访，并且由负责的医师进行疗效的评估并记录相关结果。

3. 疗效分析

（1）疗效观察指标：详见表 8 - 8。

表 8 - 8　临床疗效观察指标详细评分表

观察指标	评分	症状
肿胀	0 分	无肿胀
	1 分	肿胀不超过该部位或邻近骨突起
	2 分	肿胀与该部位或邻近骨突起相平
	3 分	肿胀超过该部位或邻近骨突起
疼痛	0 分	无疼痛
	2 分	轻微疼痛，不影响生活和工作
	4 分	疼痛程度一般，对日常生活和工作稍有影响
	6 分	剧烈疼痛，严重影响日常生活和工作
压痛	0 分	无压痛
	2 分	有压痛，但可忍受
	4 分	压痛明显，重压不可忍受
	6 分	稍压即痛，拒绝触摸

续表

观察指标	评分	症状
功能活动障碍	0 分	无功能活动障碍
	1 分	轻度，即与健侧比，幅度减少小于 30%
	2 分	中度，即可与健侧比，幅度减少 31% ~ 50%
	3 分	重度，即与健侧比，幅度减少大于 50%

（2）疗效评定标准

无效：肿胀、疼痛、压通等症状及体征积分减少不足 30%。

有效：上述症状及体征积分减少≥30% 而 <70%，关节活动改善。

显效：上述症状及体征积分减少≥70% 而 <95%，关节活动不受限。

临床痊愈：上述症状及体征积分减少≥95%，关节活动不受任何限制。

总显效率 =（显效例数 + 临床痊愈例数）/总例数 ×100%

（3）不良反应评价指标：观察患者局部用药区域是否有皮肤潮红、瘙痒及液体渗出等不良反应。

（4）统计学方法：运用 SAS 9.0 软件包对各项数据进行统计学分析，采用 t 检验及 χ^2 检验，结果以 $\bar{x} \pm s$ 来表示，$P < 0.05$ 为差异具有统计学意义。

4. 结果

本次研究共纳入患者 72 例，全部纳入最终结果分析。

在缓解肿胀方面，治疗组疗效优于对照组，两组比较，差异有统计学意义（$P < 0.05$），详见表 8 – 9。

表 8 – 9　治疗组与对照组治疗前后肿胀分值及治疗前后差值比较（$\bar{x} \pm s$）

组别	例数	治疗前	治疗后	治疗前后差值
治疗组	36	4. 22 ± 1. 27	2. 33 ± 1. 12	1. 89 ± 0. 74
对照组	36	4. 28 ± 1. 29	3. 06 ± 1. 62	1. 22 ± 0. 64
		t 值 0. 202	t 值 2. 199	t 值 1. 675
		P 值 0. 841	P 值 0. 032	P 值 0. 013

治疗组与对照组在缓解压痛、疼痛、功能活动障碍方面疗效相似，两组比较，差异无统计学意义（P 均 > 0. 05），详见表 8 – 10、表 8 – 11、表 8 – 12。

表 8 – 10　治疗组与对照组治疗前后压痛分值及治疗前后差值比较（$\bar{x} \pm s$）

组别	例数	治疗前	治疗后	治疗前后差值
治疗组	36	4. 78 ± 0. 38	2. 33 ± 1. 78	2. 34 ± 0. 56
对照组	36	4. 56 ± 0. 24	2. 17 ± 1. 74	2. 39 ± 0. 43
		t 值 0. 913	t 值 0. 607	t 值 0. 865
		P 值 0. 326	P 值 0. 247	P 值 0. 058

表 8 – 11　治疗组与对照组治疗前后疼痛分值及治疗前后差值比较（$\bar{x} \pm s$）

组别	例数	治疗前	治疗后	治疗前后差值
治疗组	36	2. 11 ± 1. 04	1. 03 ± 0. 51	1. 08 ± 0. 53
对照组	36	1. 72 ± 1. 09	1. 17 ± 0. 70	0. 55 ± 0. 35
		t 值 1. 671	t 值 – 0. 237	t 值 0. 315
		P 值 0. 315	P 值 0. 347	P 值 0. 097

表 8 – 12　治疗组与对照组治疗前后功能障碍分值
及治疗前后差值比较（$\bar{x} \pm s$）

组别	例数	治疗前	治疗后	治疗前后差值
治疗组	36	1. 50 ± 1. 34	0. 97 ± 0. 61	0. 53 ± 0. 89
对照组	36	1. 47 ± 1. 18	0. 92 ± 0. 65	0. 61 ± 0. 32
		t 值 0. 126	t 值 0. 375	t 值 0. 427
		P 值 0. 978	P 值 0. 709	P 值 0. 605

治疗组与对照组总体疗效相似，两组比较，差异无统计学意义（P>0.05），详见表8－13。

表8－13 治疗组与对照组临床疗效统计比较

	无效	有效	显效	临床痊愈	总显效率	P值
治疗组	1（2.8%）	4（11.1%）	26（72.2%）	5（13.9%）	86.1%	>0.05
对照组	0（0%）	6（16.7%）	22（61.1%）	8（22.2%）	83.3%	

在整个治疗过程中，治疗组中有1例用药后出现用药区域局部皮肤潮红、瘙痒的症状；对照组中有4例用药后出现局部皮肤潮红、瘙痒症状，其中2例患者用药区域局部出现少量液体渗出的症状。停止外敷药物1～3天后，治疗组与对照组的上述症状均完全消失。

5. 讨论

急性踝关节软组织损伤是骨伤科常见疾病之一，在中医学中属于"伤筋"的范畴，可发生于任何年龄，尤以青壮年多发。青壮年活动量较大，在日常生活中经常不慎跌倒，损伤局部经脉，血离经脉，气滞血瘀，进而导致损伤部位的经脉受阻，筋骨失去濡养，引发疼痛、肿胀等症状。

复方芙蓉叶巴布膏是根据魏氏伤科祖传秘方"消肿散"改进而成，具有清热解毒、行血止痛的功效，适用于跌仆损伤、软组织损伤之肿胀疼痛或红肿灼痛等症状。全方由芙蓉叶、落得打、赤小豆等组成，君药芙蓉叶，为木芙蓉的叶，味甘、微辛，性凉，归肺、肝经，具有清肺凉血、散热解毒、消肿排脓的功效，临床用于肺热咳嗽、溃疡、肠痈，外治痈疖脓肿、脓耳、无名肿毒、烧烫伤。《医宗金鉴·正骨心法要旨》中记载的以芙蓉叶为主药的有芙蓉膏、定痛膏，当时主要用于治疗外伤肿痛。付文彧等通过大鼠鹿角菜致肿、大鼠蛋清致肿等实验证实木芙蓉叶具有良好的消炎消肿作用，其含有的木芙蓉叶总黄酮对鹿角菜、蛋清等引起的非特异性炎症具有良好的抑制作用。另外，符诗聪等通过进行小鼠腹腔毛细血管通透性实验、小鼠耳肿胀实验，将木芙蓉叶有效成分（MFR－C）与盐酸青藤碱对比，证实二者具有类似的作用，可以明显抑制二甲苯造成的小鼠耳的非特异性肿胀。落得打又名积雪草，为骨伤科要药，性寒，味苦、辛，具有清热利湿、解毒消肿之功效，主要用于湿热黄疸、中暑腹泻、砂淋血淋、痈肿疮毒、跌打损伤等症。赤小豆味甘、酸，性平，《本草纲目》记载，赤小豆可"生津液，利小便，消胀，除肿，止吐"。现代研究证明，赤小豆的提取液对金黄色葡萄球菌、福氏痢疾杆菌及伤寒杆菌等都有明显的抑制作用。

在本次研究中，复方芙蓉叶巴布膏治疗急性踝关节软组织损伤的总显效率高于复方紫荆消伤巴布膏，但是无统计学意义。在缓解肿胀方面，治疗组要优于对照组，由此说明复方芙蓉叶巴布膏具有良好的消肿作用，值得进一步深入研究。鉴于本次研究的研究例数相对较少，如能扩大样本量进一步进行多中心的临床研究，或许能得出有统计学意义的结果。

三、复方芙蓉叶巴布膏治疗 120 例急性踝关节软组织损伤的多中心临床研究

前述试验已对复方芙蓉叶巴布膏治疗急性踝关节软组织损伤进行了观察，本实验则用复方芙蓉叶巴布膏治疗急性踝关节扭伤，进行多中心临床观察。

1. 临床资料

本试验共设计病例 150 例，入组病例 128 例，其中脱落病例7 例，剔除病例 1 例。所有入组病例均为 2010 年 8 月至 2011 年12 月在上海交通大学医学院附属瑞金医院、上海市香山中医院、

上海市上钢社区卫生服务中心的伤科门急诊就诊患者。最终符合标准的有效病例为 120 例，随机分为两组。治疗组 60 例，其中男性 24 例，女性 36 例，年龄为 18～62 岁，平均年龄为（45.3 ± 10.6）岁，平均病程为（2.5 ± 0.4）天。对照组 60 例，其中男性 35 例，女性 25 例，年龄为 18～65 岁，平均年龄为（47.8 ± 9.9）岁，平均病程为（2.3 ± 0.6）天。两组患者的基线比较，差异无统计学意义（P > 0.05），具有可比性。

本试验的中西医诊断标准、纳入标准、排除标准、剔除标准均与前一试验一致。

2. 治疗方法

治疗组在踝关节损伤部位敷贴复方芙蓉叶巴布膏 1～2 张，大小 8cm×12cm；对照组在踝关节损伤部位敷贴复方紫荆消伤巴布膏 1～2 张，大小 8cm×12cm。再根据患者损伤的具体情况，外用绷带包扎固定或加用支具行关节外固定，每天换药一次。治疗周期为 7 天，观察周期为 10 天。

3. 疗效分析

（1）症状体征评分：分别于治疗后的第 1、3、7、10 天门诊随访，由医师进行症状体征的评分，赋分标准见表 8－8。

（2）疗效评定标准

临床痊愈：肿胀、疼痛、瘀斑等症状及体征积分减少≥95% 以上，关节活动不受任何限制。

显效：上述症状及体征积分减少≥70% 但 < 95%，关节活动不受限。

有效：上述症状及体征积分减少≥30% 但 < 70%，关节活动改善。

无效：上述症状及体征积分减少不足 30%。

（3）不良反应评价：观察患者局部用药区域是否有皮肤潮

红、瘙痒及液体渗出等不良反应。

（4）统计学方法：运用 SAS 9.0 软件包对各项数据进行统计学分析，采用 t 检验及 χ^2 检验，结果以 $\bar{x} \pm s$ 来表示，P < 0.05 为差异具有统计学意义。

4. 结果

（1）临床疗效：治疗组与对照组治疗效果的差异无明显统计学意义（P < 0.05），说明两组治疗效果相当，见表 8 - 14。

表 8 - 14　两组临床疗效比较

组别	无效	有效	显效	临床痊愈	t	P
治疗组	3（5%）	8（13.4%）	42（60%）	7（11.7%）		
对照组	1（1.67%）	7（11.7%）	40（66.7%）	12（20%）	0.1865	0.1829

（2）症状积分变化情况：治疗组与对照组治疗前肿胀、压痛、疼痛、功能活动障碍等指标分值比较，差异无统计学意义，说明两组之间具有可比性，见表 8 - 15。

表 8 - 15　两组治疗前各项观察指标差值比较（$\bar{x} \pm s$）

组别	例数	肿胀	压痛	疼痛	功能障碍
治疗组	60	4.22 ± 1.24	4.78 ± 0.99	2.11 ± 1.01	1.50 ± 1.03
对照组	60	4.28 ± 1.09	4.56 ± 0.91	1.72 ± 1.00	1.47 ± 1.00
		t 值 - 0.202	t 值 0.993	t 值 1.641	t 值 0.116
		P 值 0.841	P 值 0.324	P 值 0.105	P 值 0.908

在缓解肿胀方面，治疗组与对照组治疗后分值差异有统计学意义（P < 0.05），两组治疗前后差值的差异有统计学意义（P < 0.05），这说明治疗组效果优于对照组，见表 8 - 16。

表8-16　两组治疗后肿胀分值及治疗前后差值比较（$\bar{x} \pm s$）

组别	例数	治疗后	治疗前后差值
治疗组	60	2.33 ± 1.12	1.89 ± 0.74
对照组	60	3.06 ± 1.62	1.22 ± 0.64
		t值 2.199	t值 1.675
		P值 0.032	P值 0.013

在缓解压痛、疼痛、功能活动障碍方面，治疗组与对照组治疗后分值的差异无统计学意义（$P > 0.05$），两组治疗前后差值的差异也无统计学意义（$P > 0.05$），这说明两组治疗效果类似，见表8-17～表8-19。

表8-17　两组治疗后压痛分值及治疗前后差值比较（$\bar{x} \pm s$）

组别	例数	治疗后	治疗前后差值
治疗组	60	2.33 ± 1.01	2.34 ± 0.97
对照组	60	2.17 ± 1.30	2.39 ± 0.83
		t值 0.607	t值 0.865
		P值 0.546	P值 0.072

表8-18　两组治疗后疼痛分值及治疗前后差值比较（$\bar{x} \pm s$）

组别	例数	治疗后	治疗前后差值
治疗组	60	1.03 ± 0.51	1.08 ± 0.53
对照组	60	1.17 ± 0.70	0.55 ± 0.35
		t值 -0.967	t值 0.975
		P值 0.337	P值 0.056

表8-19　两组治疗后功能障碍分值及治疗前后差值比较（$\bar{x} \pm s$）

组别	例数	治疗后	治疗前后差值
治疗组	60	0.97 ± 0.61	0.53 ± 0.89
对照组	60	0.92 ± 0.65	0.61 ± 0.32
		t值 0.375	t值 0.427
		P值 0.709	P值 0.605

（3）不良反应：在整个治疗过程中，治疗组有 2 例用药后出现用药局部皮肤潮红、瘙痒症状；对照组有 5 例用药后出现局部皮肤潮红、瘙痒症状，其中 2 例患者局部用药区域出现少量液体渗出的症状。停止外敷药物 1～3 天后，治疗组与对照组的上述症状均完全消失。

5. 结论

在本次研究中，复方芙蓉叶巴布膏治疗急性踝关节软组织损伤的显效率高于复方紫荆消伤巴布膏，但是无统计学意义，在缓解肿胀方面则优于复方紫荆消伤巴布膏，这与前一研究结果一致，所以复方芙蓉叶巴布膏具有良好的消肿的作用，值得进一步深入研究。

第三节　消瘀散

消瘀散贴膏是魏氏伤科外用敷药之一，它有活血化瘀、消肿止痛、清热解毒之功效。笔者采用随机对照临床试验观察了消瘀散贴膏对 51 例急性软组织损伤和骨关节炎病人的治疗效果，评价消瘀散贴膏的止痛消肿作用和安全性。

1. 临床资料

（1）一般资料：试验对象共 51 例，随机分为两组。治疗组 27 例，男 17 例，女 10 例，年龄 18～56 岁，平均（37.81 ± 12.76）岁，其中急性软组织损伤 8 例，骨关节炎 9 例。对照组 24 例，男 13 例，女 11 例，年龄 18～60 岁，平均（44.33～12.35）岁，其中急性软组织损伤 13 例，骨关节炎 11 例。

（2）入选标准

急性软组织损伤入选病例以踝关节扭伤为主，符合急性软组织损伤诊断标准，病程不超过 3 天，经体格检查排除肌肉、肌腱、韧带等软组织有完全断裂，经 X 线检查，排除骨折、脱位者。

骨关节炎入选病例以膝关节骨关节炎为主，符合骨关节炎诊断标准，经 X 线检查，排除关节严重变形、畸形、力线改变者。诊断符合痹证气滞血瘀型。

2. 材料与方法

（1）药物：消瘀散贴膏（蒲公英、大黄、土鳖虫、乳香、没药、苏木、三七、泽兰、老鹳草等）采用传统方法制备。根据处方，药味共碾细末，与水、饴糖调拌成糊状备用，放置于 4℃ 冰箱内保存，使用时将制备好的膏药平摊在牛皮纸上，厚度约 2mm，用薄绵纸覆盖膏药表面，制成面积约为 10cm×15cm。（目前仅限院内使用）。

扶他林乳胶剂由诺华公司提供，规格为每支 20g。

（2）治疗方法：治疗组用消瘀散贴膏在疼痛部位贴敷，以覆盖整个病变部位为宜，每隔 12～24 小时换药一次。对照组用扶他林乳胶剂均匀涂抹患处，每日 2～4 次。

治疗 1 周为一疗程，治疗 2 周结束观察。临床观察期间应停用其他药物及与本病相关的其他治疗。

（3）观察指标

疼痛强度：0 分，无痛；1 分，疼痛轻，可意识到，但不影响日常工作休息，不会因疼痛而醒；2 分，疼痛中，但可忍受，轻度影响日常工作休息；3 分，疼痛重，无法忍耐，严重影响日常工作休息，因疼痛不能入睡。

肿胀程度（与健侧比较）：0 分，无肿胀；1 分，肿胀轻，周径增加小于 5cm；2 分，肿胀中等，周径增加大于 5cm，小于 10cm；3 分，肿胀重，周径增加大于 10cm。

活动度（与健侧比较）：0 分，活动自如；1 分，活动受限，幅度减小不足 20%；2 分，活动中度受限，幅度减小超过 20%，不足 50%；3 分，活动重度受限，幅度减小超过 50%。

瘀斑程度：0 分，无瘀斑；1 分，局部略有青紫，以紫为主，面积小于 1cm×1cm；2 分，局部青紫明显，以青为主，面积小于 4cm×4cm；3 分，局部青紫明显，以青为主，面积大于 4cm×4cm。

安全性指标及不良反应：观察患者主诉的不良反应、实验室指标异常（血、尿常规，肝、肾功能，心电图检查）及皮肤反应。

3. 疗效评价

（1）疗效评价依据：根据疼痛、肿胀、活动度、瘀斑大小的评分之总和计算改善率，根据改善率计算总有效率。改善率 =（治疗后得分 - 治疗前得分）/（正常分 - 治疗前得分）×100%，总有效率 =（治愈例数 + 显效例数 + 有效例数）/总例数×100%。

（2）疗效评定标准

治愈：治疗后改善率≥90%。

显效：治疗后改善率≥70%，但 <90%。

有效：治疗后改善率≥30%，但 <90%。

无效：治疗后改善率 <30%。

（3）统计方法：治疗前后评分采用 t 检验进行统计学分析，用 χ^2 检验来比较两组有效率，$P<0.05$ 为差异有统计学意义。

4. 结果

（1）治疗效果

两组治疗前疼痛、肿胀、关节活动度、瘀斑程度分值比较结果见表 8 - 20。

表 8 – 20　两组治疗前症状体征评分值比较（x̄ + S）

	疼痛	肿胀	活动度	瘀斑
治疗组	2. 18 ± 0. 39	1. 37 ± 1. 14	1. 25 ± 1. 12	1. 96 ± 1. 42
对照组	2. 16 ± 0. 56	1. 54 ± 0. 88	1. 33 ± 0. 86	1. 04 ± 1. 16
P 值	0. 196	0. 066	0. 081	0. 059

治疗前后疼痛、肿胀、关节活动度、瘀斑程度分值比较，治疗组与对照组的四项观察指标治疗前后均有差异（P < 0.05）。

治疗前后差值比较：疼痛及关节活动度的差值，两组差异无统计学意义（P > 0.05）；肿胀及瘀斑程度的差值，两组差异无统计学意义（P < 0.05）。

两组治疗后有效率比较，治疗组与对照组差异无统计学意义（P > 0.05）。

（2）两组安全性指标及不良反应观察：治疗组出现 2 例皮肤不良反应，均为局部用药区域皮肤红肿，停药 3 天后均痊愈；对照组无不良反应。两组实验室指标均无异常。

4. 讨论

急性软组织损伤和骨关节炎是伤科的常见病。急性软组织损伤和气滞血瘀型骨关节炎最常见的症状是疼痛、肿胀、功能障碍。中医学认为，疼痛是由于人体筋脉受损，气血流通不畅而凝滞所致；肿胀是由于损伤后瘀血阻滞，气血不通所引起；若血瘀化热，热毒内聚，则导致局部感染炎症；若气血虚弱，感受风寒湿邪，形成络道痹阻，使经络挛急，作肿作痛，可造成关节屈伸不利。现代医学认为，损伤后局部组织细胞微观结构损伤和微小管破裂、出血，以及组织细胞充血水肿和变性坏死导致了受损局部肿胀、疼痛；同时，局部组织细胞释放出炎性介质，代谢产物聚集造成环境改变，引起损伤细胞代谢障碍，从而加重局部症状和体征及病理变化。在治疗方面，中医主张活血化瘀法，现代医学则常采用消炎镇痛类药物治疗。

消瘀散贴膏是魏氏伤科的传统外用药，适用于跌打损伤，积血成瘀，积块不散，关节瘀滞之症。本方运用土鳖虫、乳香、没药、苏木、三七、泽兰等中药活血化瘀，消肿止痛；配合老鹳草祛风胜湿，通经活络。选用虫类药土鳖虫，取其破血逐瘀之功效，以加强本方化瘀之功效。此外，方中重用蒲公英、大黄，起到清热解毒、消肿散结、泻火凉血、行瘀通经之效，以治疗伤后瘀而化热。

现代药理研究认为，活血化瘀类中药主要的药理机制有：改善血流动力学，改善血液流变学，改善微循环，抗炎等。三七总皂苷具有扩张血管、抑制血小板聚集的作用，并对多种急性渗出性炎症具有明显的对抗作用，抗炎机制为对抗缓激肽、组胺、5－羟色胺等所致毛细血管通透性增强及炎症组织前列腺素的释放，减少炎性渗出物中前列腺素含量，抑制肥大细胞释放组胺等活性物质，其主要成分人参皂苷 Rb1 有镇痛作用。土鳖虫总生物碱具有直接扩张血管作用，其提取物能够溶解血栓，对瘀血的疗效颇佳。苏木的主要成分有巴西苏木素、苏木酚、挥发油等，有抗炎活性及镇痛作用。乳香、没药中的挥发油具有镇痛作用，乳香的主要成分乳香酸类化合物具有独特的抗炎活性。祛风湿中药老鹳草的醋酸乙酯部分和水提物具有抗炎、镇痛作用。蒲公英被认为是天然抗菌药，具有抗菌、抗炎和止痛的作用。大黄的药理作用机制被广泛研究，大黄酸的1，8－二乙酰化物已用于治疗骨关节炎。

在此次临床观察中，消瘀散贴膏治疗组及扶他林对照组对于急性软组织损伤后的疼痛、肿胀、关节活动度受限、局部瘀斑和骨关节炎引起的疼痛、肿胀、关节活动度受限都有显著疗效，两组的有效率无显著差异，而消瘀散组对于改善肿胀和消除瘀斑的疗效明显优于扶他林组。

综上所述，消瘀散贴膏具有活血化瘀、消肿止痛、清热解毒之功效，适用于急性软组织损伤和骨关节炎的疼痛、肿胀、功能障碍。由于传统的制备工艺较简陋，在治疗组中有 2 例出现皮肤不良反应，因此，本方若能在剂型上加以改进，将有利于传统验方的进一步推广。

第四节　蒸敷方

腰椎间盘突出症病程长，病损程度差异很大，一般 80% ~ 90% 的患者经非手术治疗效果良好。有人认为，腰椎间盘突出症在开始治疗前，相关症状的持续时间越长，最终的治疗结果就越差，无论手术治疗还是非手术治疗都是如此。在本病的急性期，患者以疼痛及较为严重的活动受限为主要临床表现。魏氏伤科对腰椎间盘突出症的早期发病阶段进行了手法联合中药蒸敷综合性治疗的临床研究，发现本疗法对改善病情症状具有一定疗效

1. 临床资料

（1）病例来源：2012 年 7 月至 2013 年 3 月来上海交通大学医学院附属瑞金医院骨伤科门诊就诊的腰椎间盘突出症患者。

按患者就诊顺序，随机分组为接受单纯手法治疗，接受单纯药物蒸敷治疗及接受手法联合中药蒸敷治疗。三组患者的基线特征（性别、年龄、病程、病变程度等）经统计学处理，差异均无显著性（P > 0.05），表明两组具有可比性。

（2）诊断标准：依据胡有谷著《腰椎间盘突出症》（第三版），符合四大方面内容者为确诊诊断。

（3）排除标准：不符合上述诊断及纳入标准；合并腰椎滑脱或椎管狭窄者，或伴有腰椎结核及肿瘤，又或病变部位有压缩性骨折；合并有严重心脑血管、肝肾疾病及严重危及生命的原发性疾病；精神病患者，或有严重更年期症状的女性患者；有严重神经功能障碍，马尾神经受压及其他明确手术指征；近 3 个月内参加过或正在参加其他临床研究。

（4）观察指标：用疼痛视觉直观模拟量表（VAS）、Oswestry功能障碍指数问卷表（ODI）进行评分。

2. 治疗方法

（1）手法治疗：本课题选用的相关手法来自李国衡整理的《魏指薪治伤手法与导引》，对书中治疗腰椎间盘突出症的手法进行了简化选取。俯卧位点揉背部，点、按、揉居髎穴，提腿点揉，叩推腰背；仰卧位点揉内收肌加屈髋屈膝，悬足压膝。以上各步手法按顺序及体位依次完成。

（2）蒸敷药物：全当归、川桂枝、川红花、扦扦活、五加皮、路路通、虎杖根、络石藤、川羌活，以上药物装入布袋为一个蒸敷包。隔水蒸后热敷于疼痛最明显部位。每天早晚共两次，每次30~40分钟。

（3）联合治疗：上述两种治疗方法叠加进行。

3. 疗效评价

记录病人治疗前及3周治疗时间内每天相同时间点的VAS评分、Oswestry功能障碍指数，进行治疗前后比较，并在最后一次复诊后2个月±1周时，对患者进行随访疗效评价，参照1993年卫生部制订的《中药新药临床研究指导原则中的疗效评价》中腰痛的疗效标准。

统计方法采用SPSS for Windows 11.7进行数据分析，通过完全随机分组的重复测量数据的两因素多水平分析方法对数据进行处理，得出结果并作图。检验水准 $\alpha=0.05$，以双侧检验，$P<0.05$，认为所检验的差异具有统计学意义。

4. 结果

（1）三次复诊时VAS评分比较：对四个时间点进行多重比较，结果显示每组四个时间点之间的差异有统计学意义（$P<0.05$），三个组别之间的差异有统计学意义（$P<0.05$）。治疗前VAS评分最高，随着时间的增加，数值逐渐减小。由图8-6可

见，联合治疗组的 VAS 值下降较为明显。

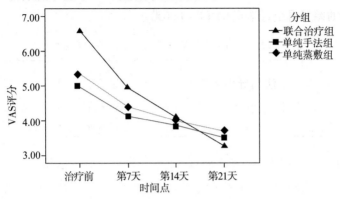

图 8 - 6 四次复诊时各组 VAS 评分变化

（2）第 2 ~ 20 天 VAS 评分比较：在时间第 6 到第 7 天和第 13 到第 14 天之间，联合治疗组及单纯手法组的 VAS 评分较其他时间点有较大幅度的下降，结合试验设计，上述两点的变化均有手法治疗的参与，故可对手法治疗影响 VAS 评分下降进行下一步的探讨。（图 8 -7）

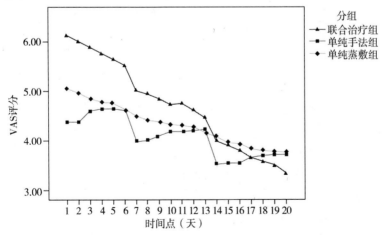

图 8 - 7 第 2 ~ 20 天各组 VAS 评分变化

（3）三组间 ODI 评分比较：由表 8 – 21 可见，三组治疗效果之间的差异有统计学意义（P＜0.05）。

表 8 – 21　三组治疗效果（前后差值）的方差分析

	N	均数	标准差	P
联合组	38	14.8947	8.30757	
手法组	38	7.2895	8.31120	0.000
蒸敷组	38	8.0263	6.98062	

进一步两两比较如表 8 – 22 所示，联合组与手法组、联合组与蒸敷组之间的差异有统计学意义（P＜0.05），手法组和蒸敷组之间的差异无统计学意义（P＞0.05），故联合组治疗效果优于单一手法组和蒸敷组。

表 8 – 22　各组治疗效果两两比较

组别（I）	组别（J）	均差（I－J）	P
联合组	手法组	7.60526	0.000
	蒸敷组	6.86842	0.000
手法组	联合组	－7.60526	0.000
	蒸敷组	－0.73684	0.685
蒸敷组	联合组	－6.86842	0.000
	手法组	0.73684	0.685

（4）总体疗效评价：2 个月后进行随访，联合组与其他两组间有效率的差异均有统计学意义（P＜0.05），手法组与蒸敷组疗效的差异无统计学意义（P＞0.05）。（表 8 – 23）

表 8 – 23　2 个月后随访时三组间总体疗效

组别	N	痊愈	显效	有效	无效	有效率
联合组	38	5	15	15	3	92.1%
手法组	38	4	4	15	15	60.5%
蒸敷组	38	4	3	21	10	73.7%

5. 小结

手法及蒸敷联合治疗腰椎间盘突出症的随机对照试验表明，联合治疗效果优于单一手法或蒸敷治疗。且在治疗第 7、14 天时，联合治疗组较其他两组疼痛评价有较大幅度的下降，能有效减轻患者的疼痛程度，改善患者功能活动障碍，提高患者的日常生活能力。治疗后中期随访，疗效确定，长期疗效有待进一步随访。

中药湿热敷是中医外治法之一。有研究称，采用湿热敷对椎管外慢性软组织损伤所致腰腿痛有一定疗效，其作用机制可能是热刺激导致组织释放 ATP，并在细胞外迅速降解为腺苷，腺苷通过激活受体发挥镇痛作用。本蒸敷方中，当归、红花活血化瘀，祛瘀止痛；落得打、路路通祛风兼通络止痛；络石藤舒筋通络，具有"善走经络，通达入肢"的效果；虎杖根破瘀通络；桂枝、羌活温通经络；五加皮辛以散风，苦以燥湿，温以驱寒。作为外用方剂，功效主治可能较内服药物的针对性有所欠缺，但治疗覆盖面更广，具有活血、祛风、通络、宣痹、止痛的作用，对腰椎间盘突出症引起腰腿疼痛、冷痹无力及下肢屈伸受限有一定的治疗作用。

参考文献

［1］李国衡．魏指薪治伤手法与导引［M］．上海：上海科学技术出版社，1982：261-279.

［2］邓中甲．邓中甲方剂学讲稿［M］．北京：人民卫生出版社，2011：7-27.

［3］张宁，徐莲英．中药外用剂型的研究进展［J］．中医药信息，2000，17（5）：25-27.

［4］苗明三，郭艳，尹俊涛，等．中药外用研究的思路［J］．时珍国医国药，2009，20（10）：2574-2575.

［5］王志华，冯莉．中药促进透皮吸收作用研究近况［J］．天津中医学院学报，2002，21（1）：39-41.

［6］苗明三，郭艳，张瑜，等．中药外治理论、外用功效及存在问题［J］．河南中医学院学报，2004，19（6）：13-15.

［7］韩建伟．《理瀹骈文》中关于中药透皮吸收的理论和认识［J］．湖北中医杂志，2006，28（10）：14-15.

［8］沈琦．中药透皮吸收促进剂及作用机制的研究［D］．上海：上海中医药大学，1999.

［9］朱庆文．中医外治发展的几个关键问题探讨［J］．中医外治杂志，2010，19（1）：3-5.

［10］丁小波，张晓恒．中医外治的现状和展望［J］．内蒙古中医药，2011，30（2）：131.

［11］吴巍，苗明三．常用中药外用剂型的特点及应用［J］．中医学报，2011，26（1）：108-110.

[12] 刘仰东, 任晋蒙. 中医外治发展现状与展望 [J]. 中医外治杂志, 2010, 19 (5): 52 - 53.

[13] 梁成名, 刘志宇, 朱向阳, 等. 中医外治在常见风湿病治疗中的应用 [J]. 中医药临床杂志, 2011, 23 (5): 381 - 382.

[14] 袁建迪, 朱少兵, 沈彦, 等. 中医外治急性软组织损伤的临床研究进展 [J]. 中医外治杂志, 2008, 17 (1): 41 - 43.

[15] 苏安平. 浅谈中医外治对创伤修复的作用 [J]. 甘肃中医, 2006, 19 (4): 1 - 3.

[16] 吴震西. 近十年来中医外治发展概况 [J]. 中医外治杂志, 2003, 12 (1): 32 - 33.

[17] 朱庆文. 论中医外治的发展道路 [J]. 中医外治杂志, 2003, 12 (2): 34 - 35.

[18] 吴震西. 近十年来中医外治发展概况 (续) [J]. 中医外治杂志, 2003, 12 (2): 42 - 43.

[19] 裴崇墨, 郭宏华, 张玉盘, 等. 中药透皮促进剂在熏洗疗法中的应用 [J]. 河南中医, 2004, 24 (3): 48 - 49.

[20] 苏培基, 梅全喜. 熏洗疗法的历史沿革 [J]. 时珍国医国药, 2001, 12 (4): 349 - 350.

[21] 向进. 熏洗疗法配合康复训练治疗膝关节骨关节病的疗效观察 [J]. 中国实用医药, 2009, 4 (20): 137.

[22] 乔玉成. 海桐皮汤熏洗辅以手法按摩治疗足跟痛 124 例疗效观察 [J]. 中国运动医学杂志, 2006, 25 (2): 230 - 231.

[23] 王峰. 中药外用治疗膝关节骨性关节炎的临床观察 [J]. 安徽中医学院学报, 2004, 23 (5): 8 - 10.

[24] 苏培基, 梁必如. 伤科洗方的实验研究 [J]. 中医正骨, 2002, 14 (12): 11 - 12.

[25] 王春霞，刘玉玲．透皮给药新进展［J］．药学学报，2002，37（12）：999-1002.

[26] 昝佳，蒋国强，陈军，等．经皮给药系统的研究进展和发展趋势［J］．精细化工，2002，19（6）：367-371.

[27] 宿曼，孙振东．电离子导入疗法的新进展［J］．医疗卫生装备，2006，27（7）：30-31.

[28] 王斐，高申．透皮促渗方法联合应用的研究进展［J］．国际药学研究杂志，2007，34（4）：285-289.

[29] 闫长林．三圣散外敷为主治疗膝关节创伤性滑膜炎93例［J］．陕西中医，2011，32（9）：1169-1170.

[30] 黄荣宗．骨伤方剂学［M］．北京：人民卫生出版社．2000.

[31] 许勇，李飞跃，王晋申，等．断骨膏外用对去势大鼠骨折后骨痂形成和改建的影响［J］．上海交通大学学报（医学版），2011，31（5）：556-560.

[32] 郭郡浩，陈林囡，李华，等．中药熏蒸疗法研究近况［J］．时珍国医国药，2000，11（10）：948-949.

[33] 奚小冰，孙波，胡劲松，等．魏氏伤科验方消肿散改良方（巴布膏剂型）治疗97例急性软组织损伤多中心临床研究［J］．中华中医药杂志，2011，26（10）：2463-2466.

[34] 何启烽，戴卫波，梅全喜，等．中药熏蒸疗法的机理探析［J］．中外健康文摘，2011，8（12）：389-391.

[35] 奚小冰，张昊，李飞跃．衡氏黄白软膏治疗慢性软组织损伤72例［J］．中国中医骨伤科杂志，2008，16（12）．

[36] 李飞跃，张弘，奚小冰，等．独一味加消肿散治疗急性软组织损伤临床研究［J］．河北中医，2005，27（6）：413-414.

［37］李飞跃，奚小冰，傅文彧，等．改良消肿散（巴布剂）治疗急性软组织损伤临床研究［J］．中成药，2005，27（3）：312－314．

［38］王毓兴，杜宁，徐敏新，等．湿热敷治疗膝关节骨关节炎56例［J］．中国康复，2005，20（1）：58．